内臓脂肪 中性脂肪 コレステロール
がみるみる落ちる

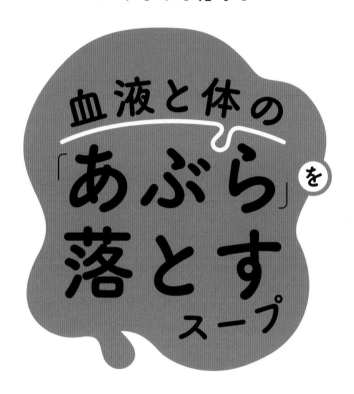

血液と体の「あぶら」を落とすスープ

医療法人社団五良会 理事長
竹内内科小児科医院 院長
五藤良将

アスコム

「体脂肪がなかなか減らない」
「体重を落とせといわれているがなかなか落ちない」
「甘いものが大好き」
「肉やごはん、麺類が大好き」

そんな方の血液と体には、
「悪いあぶら」がたまっているかもしれません。

このあぶら、放置していると
「死の時限爆弾」へと、変化していきます。

でも、大丈夫です。

医師である私が

「あぶら」を落とすスープを考案しました。

え～！

こんなに美味しくて大丈夫!?

と思えるほど、

美味しくて健康的なスープで

「悪いあぶら」を

スッキリ落としましょう！

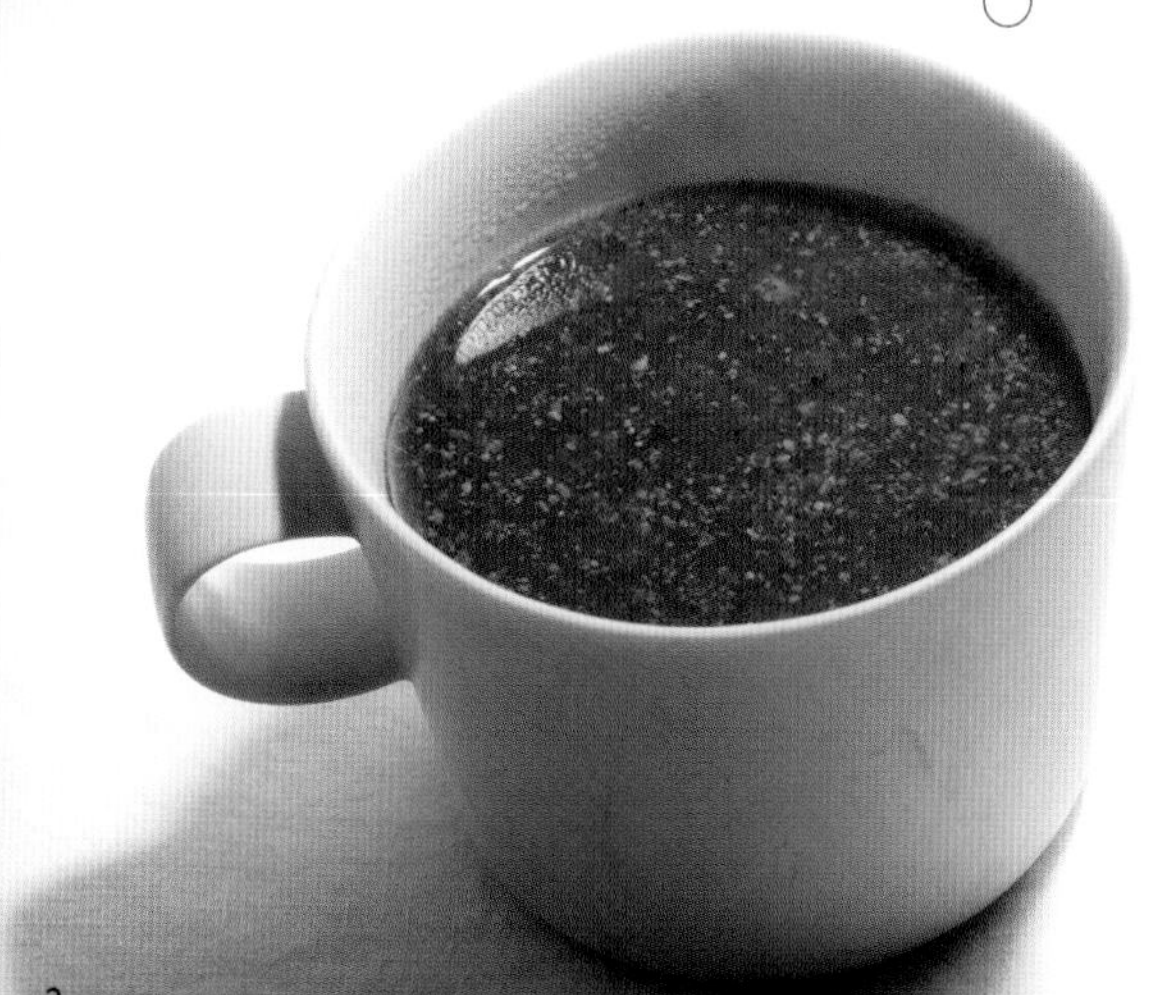

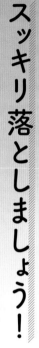

あなたの体の中には、

「**悪魔のあぶらコンビ**」が潜んでいます。

「悪魔のあぶらコンビ？」

「なんのことだろう？」と
思われるかもしれませんね。


彼らの名前は……

「**中性脂肪**」

「**悪玉コレステロール**」。

聞き覚えのある
名前ではないでしょうか。

この悪魔のあぶらたちがなぜ厄介かというと、

「**時限爆弾**」**型のあぶら**だからです。

どういうことか、見ていきましょう。

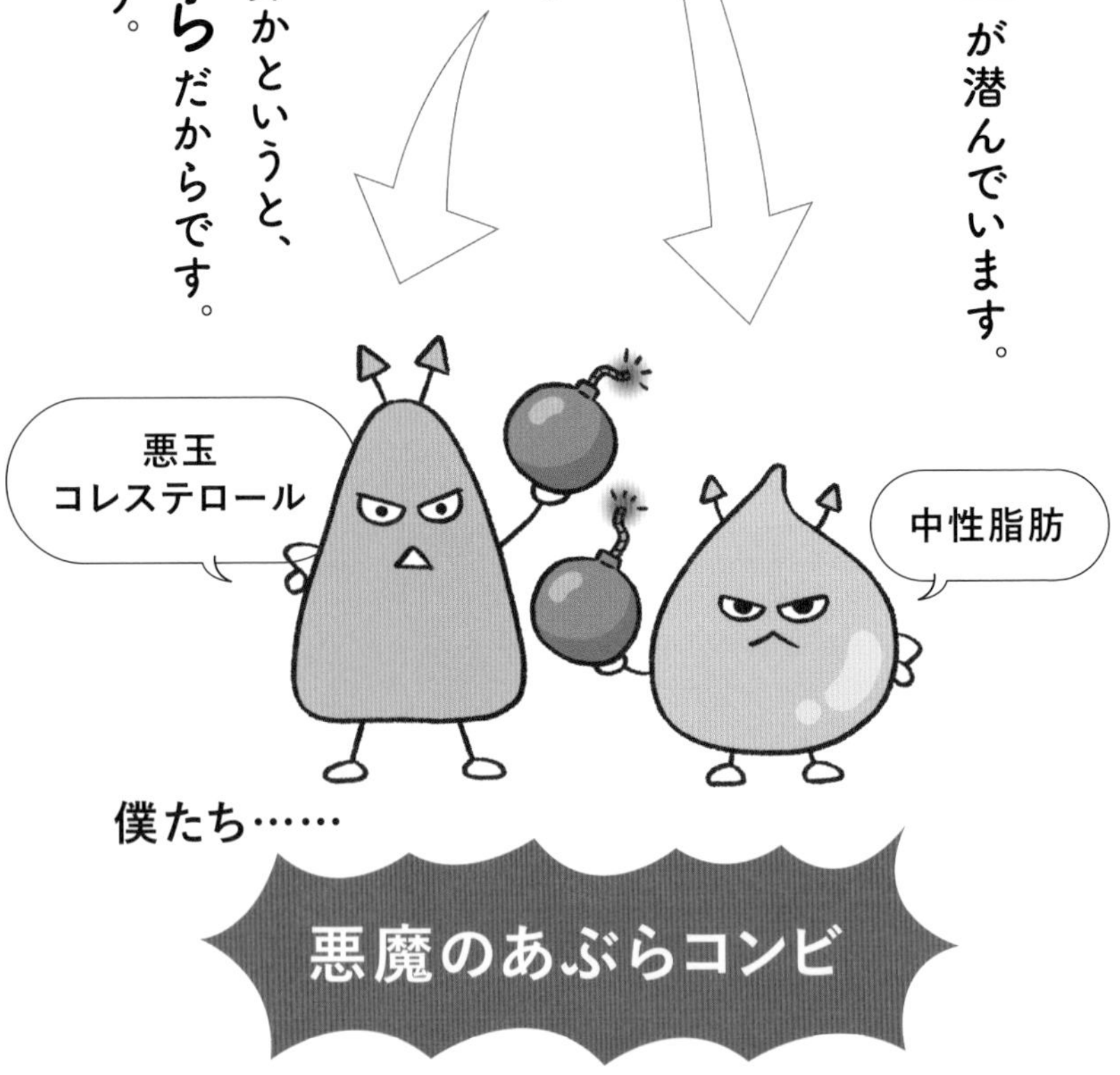

このコンビは全身を駆け巡り、
体にさまざまな悪さをします。
悪玉コレステロールは、
血液のなかに潜り込み、血管の壁に
あぶらでできた時限爆弾
を仕掛けていきます。
時限爆弾は
血管の壁に張り付いて
血液の通り道を
ふさぎます。

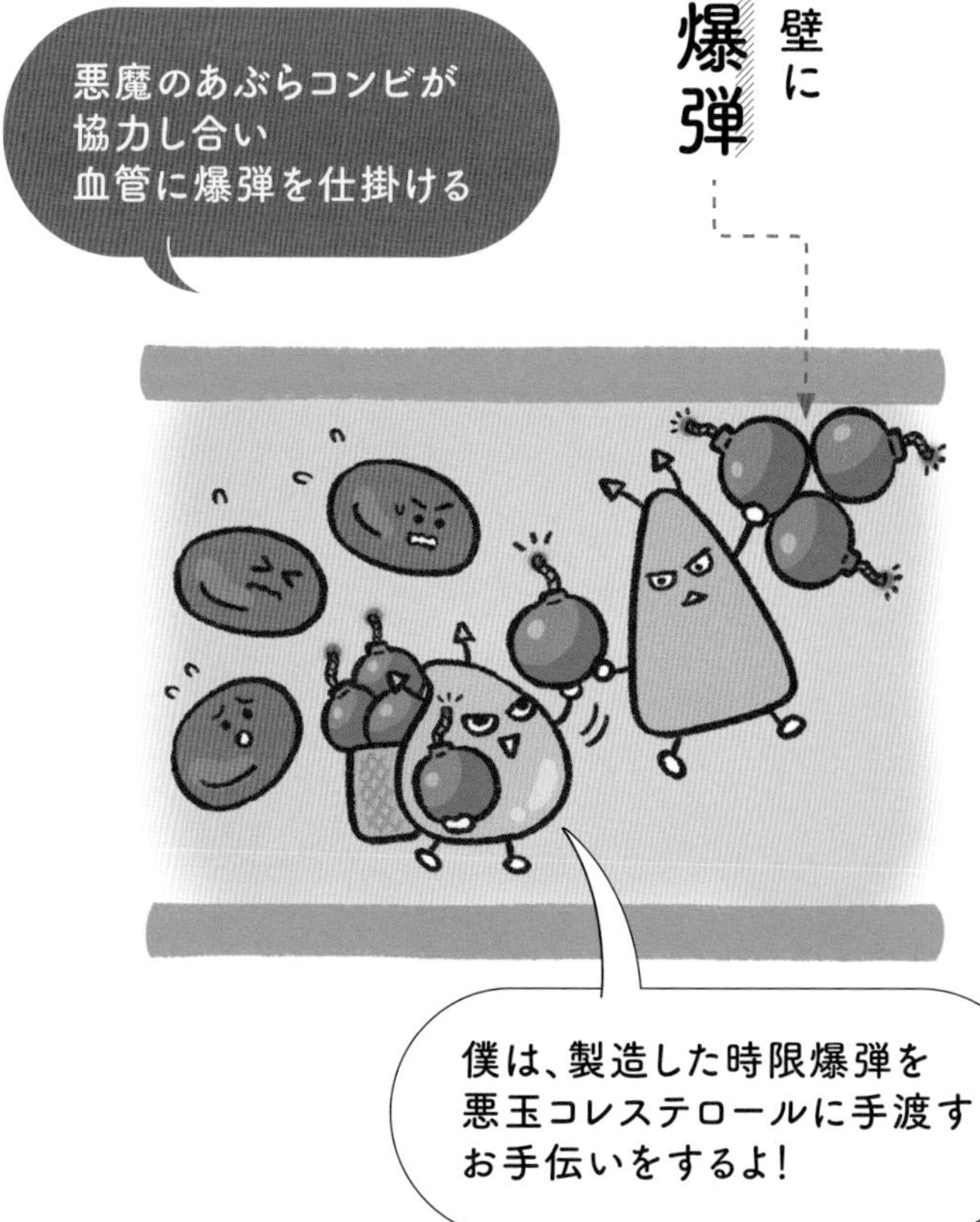
悪魔のあぶらコンビが
協力し合い
血管に爆弾を仕掛ける
僕は、製造した時限爆弾を
悪玉コレステロールに手渡す
お手伝いをするよ！

中性脂肪は内臓周りや皮膚の下に潜り込みます。

その結果、あなたのおなかの中に、

「内臓脂肪」

「皮下脂肪」

といった時限爆弾を抱え込むことになります。

時限爆弾という名の通り、

いますぐ爆発する！　ということではありません。

しかし、放置すると

この時限爆弾は風船のように

どんどん膨らんでいきます。

そして……

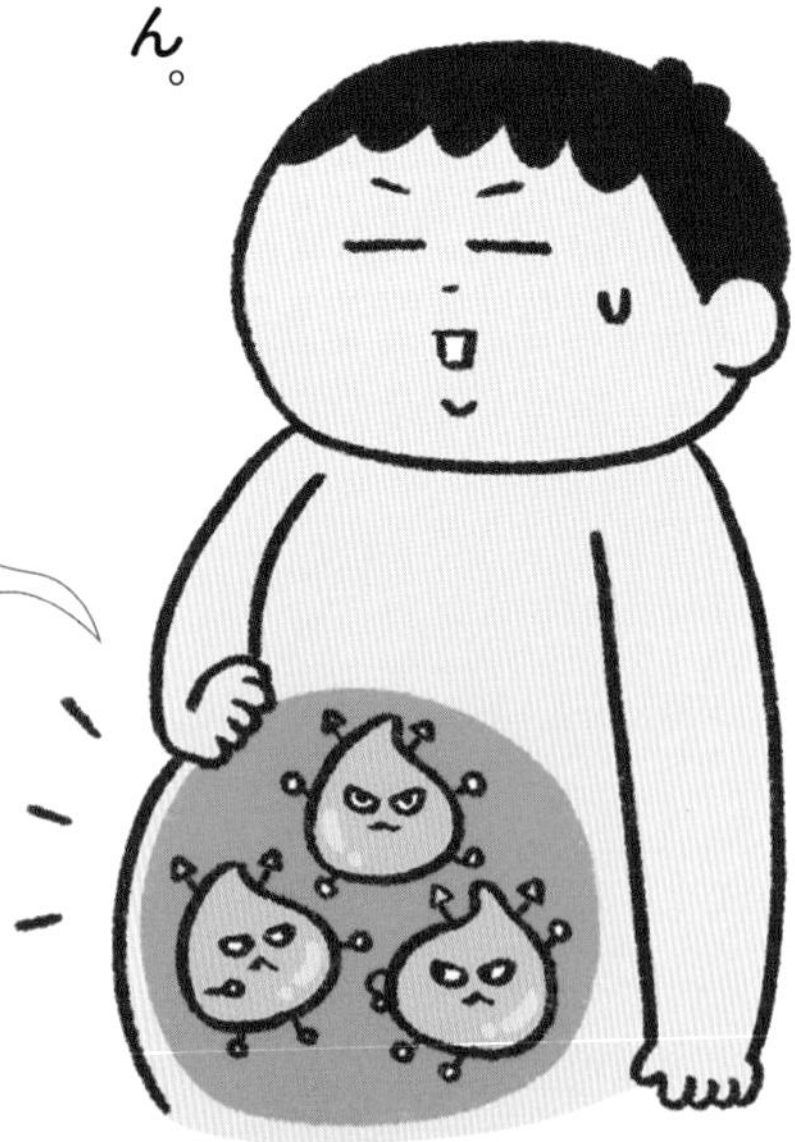

時限爆弾は大爆発！

命に関わるような病気を引き起こします。

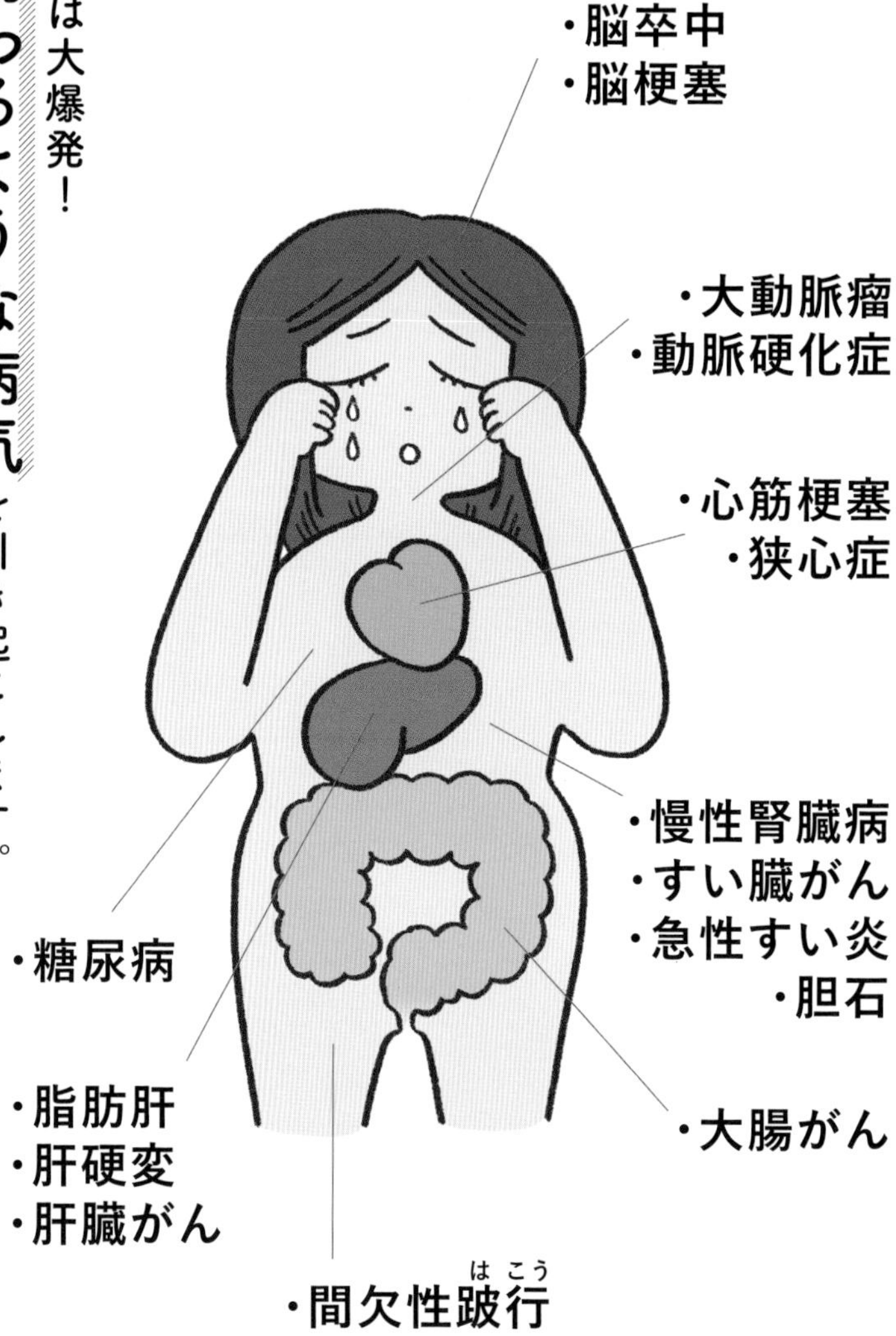

悪魔のあぶらコンビを退治しない限り、時限爆弾を減らすことはできません。

とはいえ、悪魔のあぶらコンビを退治するのは大変です。
毎日栄養バランスのとれた食事をして、運動をして……。
そんなことができたら苦労はしませんよね。
では、私たちは何をすればいいのでしょうか？
答えは……

「あぶら」を落とすスープをたった1日1杯、飲むことです。

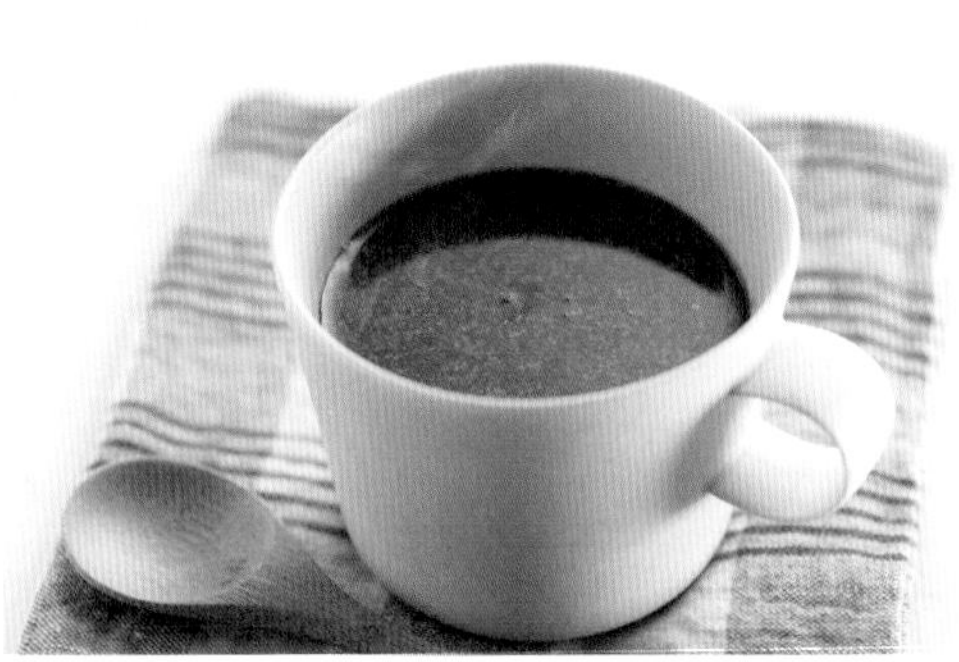

「あぶら」を落とすスープには、
悪魔のあぶらコンビを
退治する栄養素が
たっぷり含まれています。

スープの食品に含まれる栄養素が協力して
悪魔のあぶらコンビを攻撃し、
退治してくれるのです。

「あぶら」を落とす
スープのチカラは
それだけではありません！

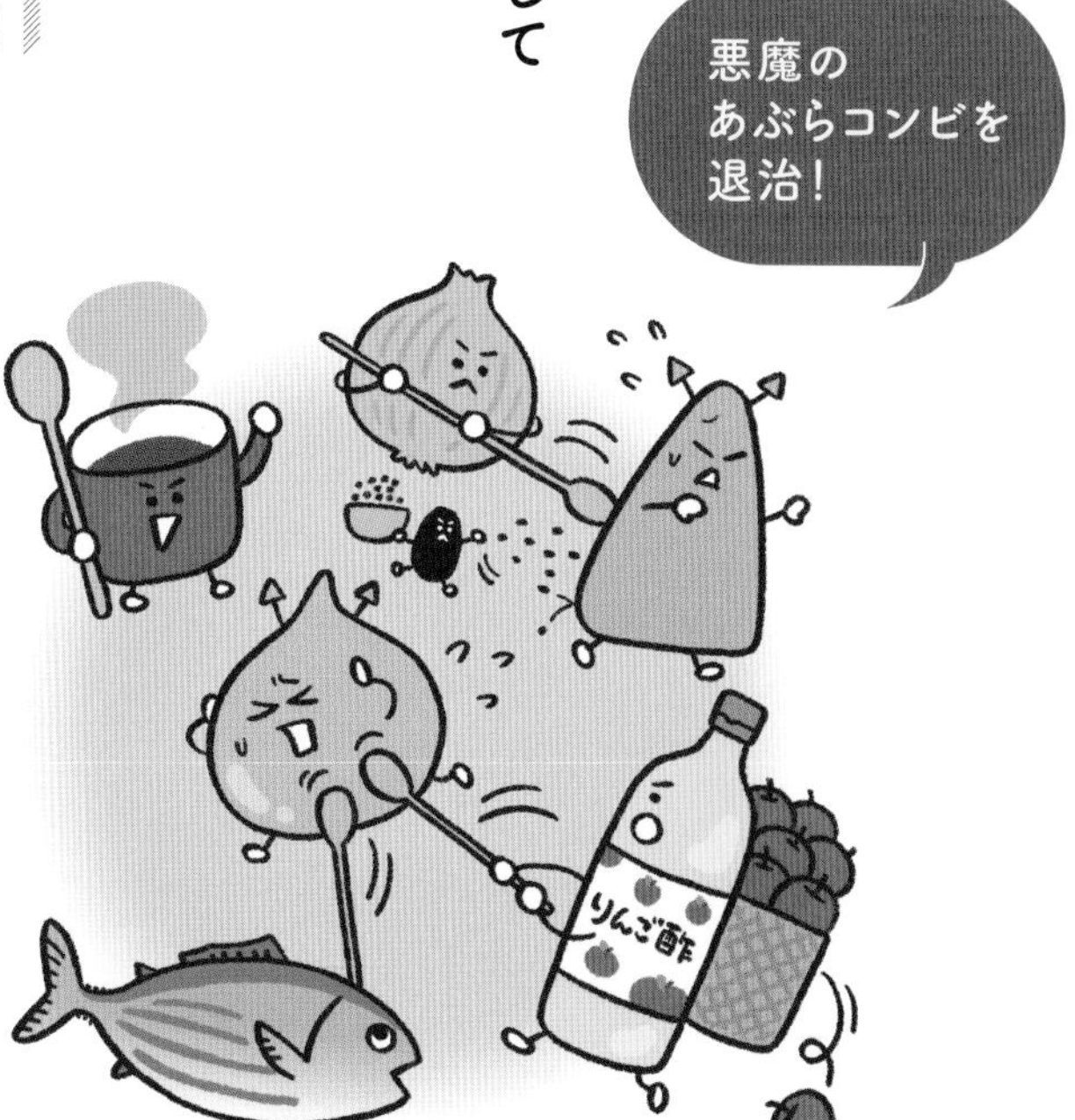

悪魔のあぶらコンビが仕掛けた
爆弾を解除&除去してくれます。

秘密は、「天使のあぶら」である
善玉コレステロール。

彼女も血管内を駆け巡り、
悪魔のあぶらコンビが仕掛けた時限爆弾を
せっせと拾います。

「あぶら」を落とすスープは、
この天使のあぶらを
増やす働きがあります!

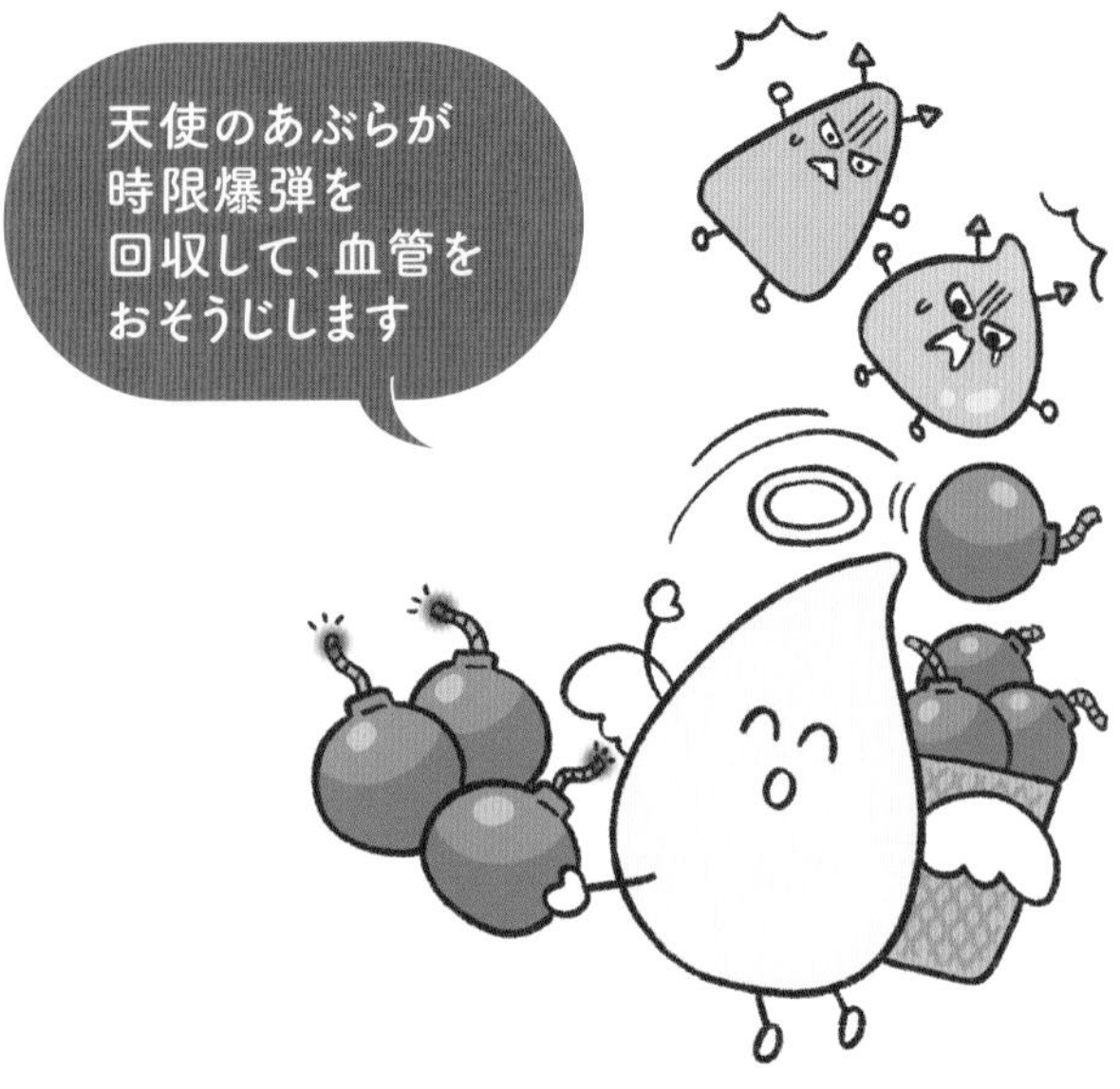
天使のあぶらが
時限爆弾を
回収して、血管を
おそうじします

ほかにも、天使のあぶらは、
悪玉コレステロールが
時限爆弾を
仕掛けることを阻止したり、
血液の中に潜り込んだ
悪魔のあぶらコンビを退治することで
血液をサラサラにしてくれます。

このように
①悪魔のあぶらコンビを退治し、
②天使のあぶらを増やす
Wの効果を得られるのが……

「あぶら」を落とすスープ

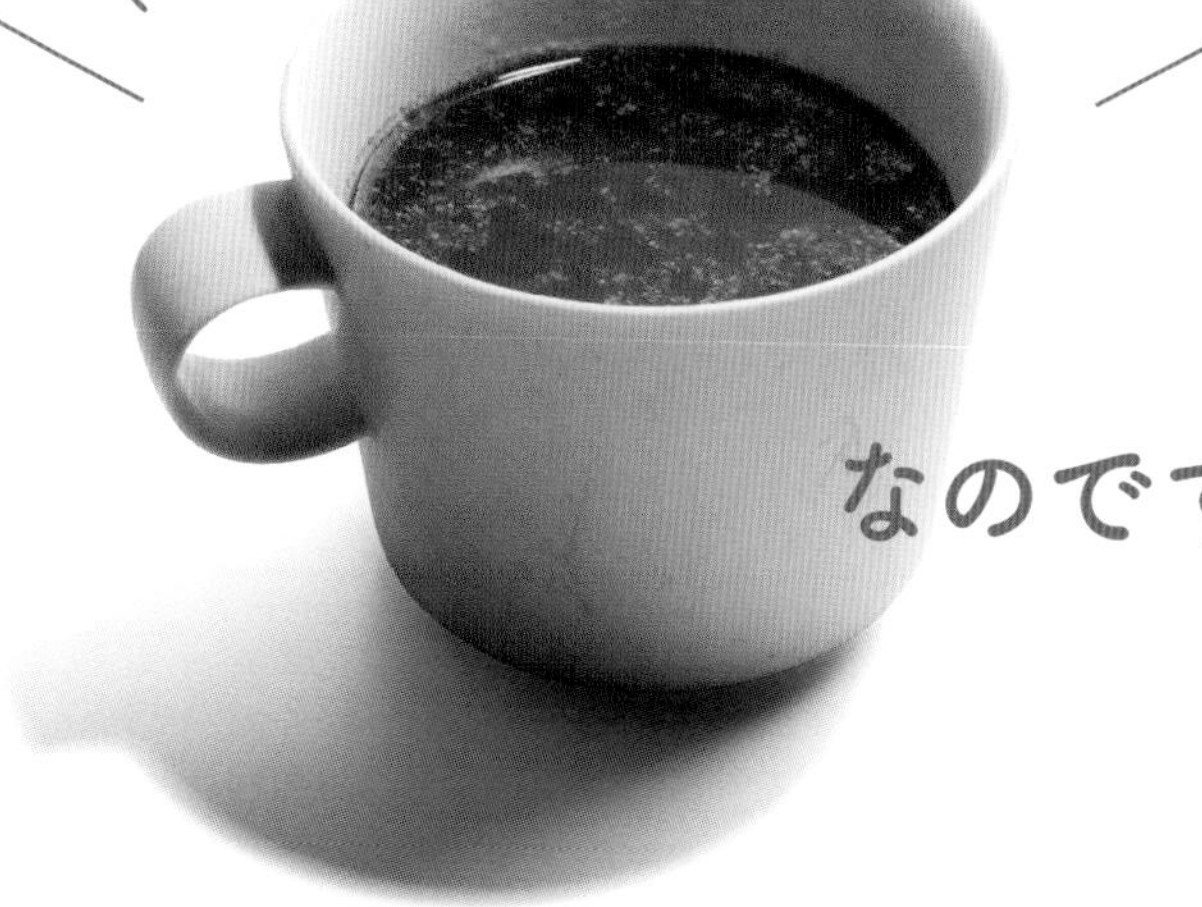

なのです！

悪魔のあぶらを落とす&時限爆弾を解除する栄養素が詰まっています!

オメガ3&9脂肪酸

よいあぶらといわれる不飽和脂肪酸の中でも、悪いあぶらを減らす効果が高いのが、オリーブオイルやナッツ類に含まれるオメガ9脂肪酸と、かつお、さば、いわしなどの魚やアマニ油などに含まれるオメガ3脂肪酸です。

酢酸&クエン酸&りんご酸

血糖値の上昇を抑え、体脂肪の増加を防ぐ酢酸、エネルギー代謝を高めてたまっている中性脂肪を燃やし、悪玉コレステロールの酸化を防ぐクエン酸とりんご酸。それらすべてが含まれるのが、りんご酢です。

カテキン

強い抗酸化作用や殺菌・抗菌作用をもつポリフェノールの一種であるカテキンは緑茶に多く含まれています。また、緑茶にはがんを予防する成分として注目されているエピガロカテキンガレート(EGCG)という成分も含まれています。

りんごポリフェノール

りんご酢に含まれるポリフェノールには、りんごポリフェノールの主成分であるプロシアニジン、りんごの皮に多く含まれるエピカテキン、そしてアントシアンなどがあります。いずれも強い抗酸化力があるといわれます。

だからスープなんです!

硫化アリル

玉ねぎ特有の臭いや辛み成分である硫化アリルには、あぶらの代謝を促進し、血栓ができるのを防ぐ作用があります。また、不足すると疲れやすくなったり、イライラしたりするビタミンB_1の吸収を高める働きもあります。

セサミン

セサミンは、ごま1粒にごくわずかしか含まれていないゴマリグナンという抗酸化物質の一種です。酸化を防いだり、肝臓の機能を高めたり、抗酸化力のあるビタミンの活性を高めたり、血圧を下げたりする効果があります。

サポニン＆イソフラボン

しょうゆに含まれているポリフェノールであるイソフラボンとサポニンは、悪玉コレステロールの酸化を防ぎ、血液中の余分なあぶらをきれいに流してくれます。イソフラボンは女性ホルモンと似た働きをすることでも知られています。

ビタミンE

非常に強力な抗酸化作用をもつ脂溶性のビタミンであるビタミンEは、セサミンを一緒にとることでさらに活性化するといわれます。ビタミンEが多く含まれる食品には、黒ごま、オリーブオイル、卵、アボカドなどがあります。

ジンゲロール＆ジョウガオール

ジンゲロールは生のしょうがの辛み成分で、血行をよくし、代謝を高め、脂肪の分解や排出を促す作用をもちます。ジンゲロールを乾燥したり加熱するとショウガオールに変化します。抗酸化作用はショウガオールが強いとされます。

ケルセチン

ポリフェノールの一種であるケルセチンには強力な抗酸化作用があります。ケルセチンは、玉ねぎやブロッコリーなどの野菜や、りんご、ぶどうなどの果物などに含まれています。とくに多く含んでいるのが玉ねぎです。

これらの栄養素を一気ににとれる

「あーあ、スープか～。あきるし、どうせ続かないんだよね～」

「面倒くさいよ！」

「どうせ健康にいいものなんだから、美味しくないんでしょ？」


こう思われた方もいらっしゃるかもしれませんね。

たしかに、これまでのスープにはこのような問題点がありました。

○あきるし、続けられない
○手間がかかるから続けられない
○1食あたりの値段が高くて続けられない
○スーパーに材料が置いてなくて、はじめる前から挫折……
○美味しくない！

だからこそ、それらすべての問題を解決した、

「究極のスープ」を試行錯誤のすえに完成させました。

とにかく、「あぶら」を落とすスープは、

「美味しい」

「簡単に作れる」

「1回作ってしまえば、2週間は**ラクできる**」と、
長く続けられる要素を満たしています。

そのまま飲んでもよし、
アレンジ料理を楽しんでもよし！
美味しいから続けられる、続けたくなる。
ほかにも、
こんなに超お手軽な要素を詰め込んでいるのです！

←

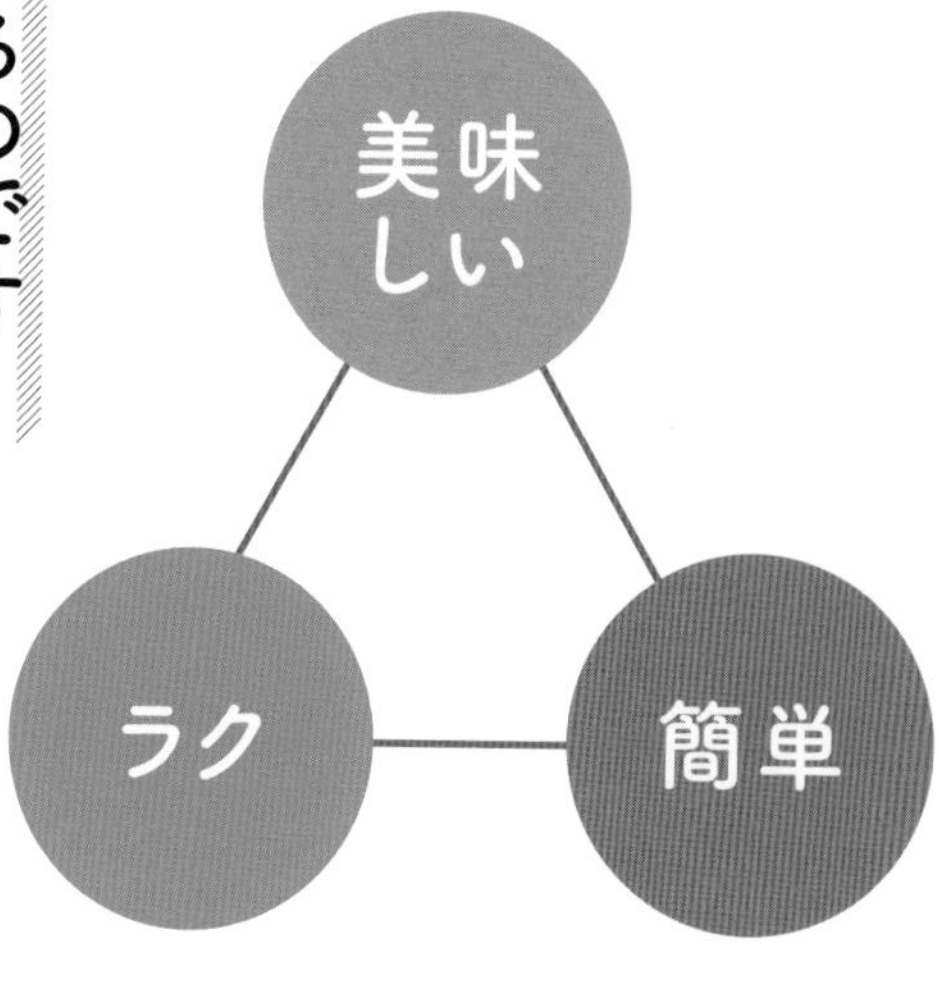

「あぶら」を落とす……だけじゃありません

作り方が簡単! 美味しさ抜群!

ポイント 1

料理のうま味づけに使える

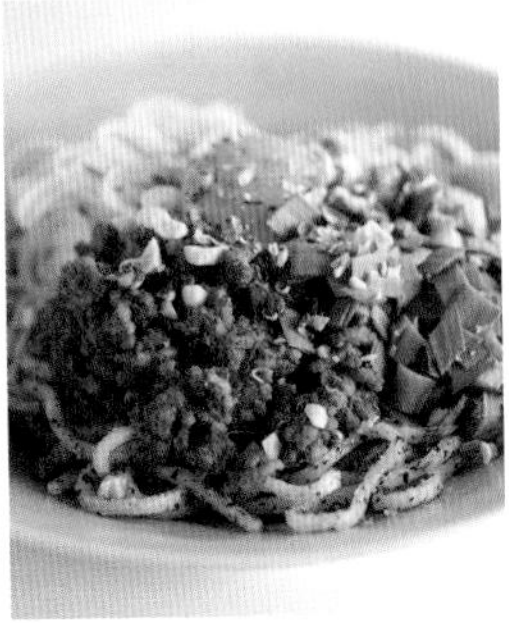

かつお出汁のうま味たっぷりのスープの素は料理のうま味づけとしても大活躍。スープにポンと麺を入れれば即席ラーメンにも!

ポイント 2

食材が無駄にならない

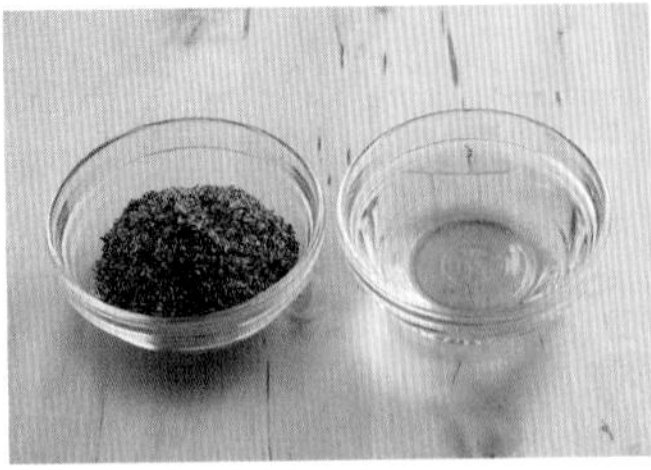

余った材料を無駄なく使える美味しいアレンジレシピも掲載。スープ＋αの健康食材をとれるため健康効果も倍増します。

ポイント 3

包丁いらずの簡単調理

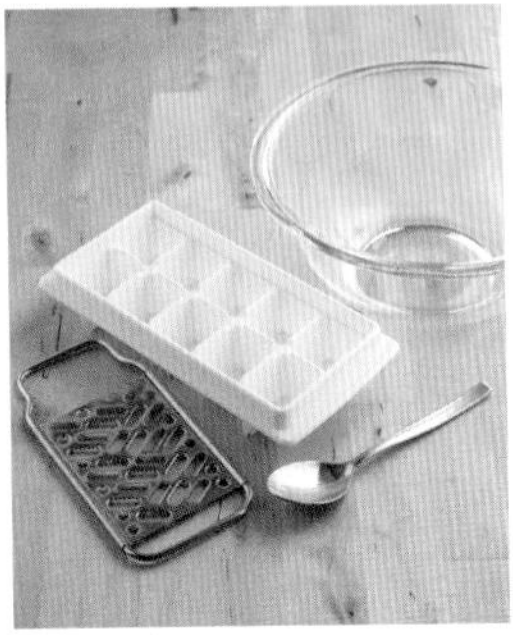

特別な調理器具は必要なし。調理の行程も簡略化しているため、料理が苦手な人、忙しい人でも作りやすいようにしています。

ポイント 4

スーパーにある食材で作れる

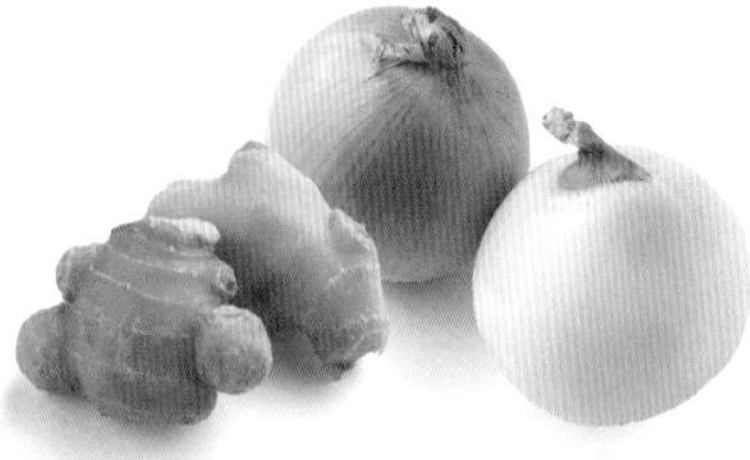

すべての食材がスーパーで簡単に手に入るものばかり。食材探しにスーパーをはしごする必要もありません。

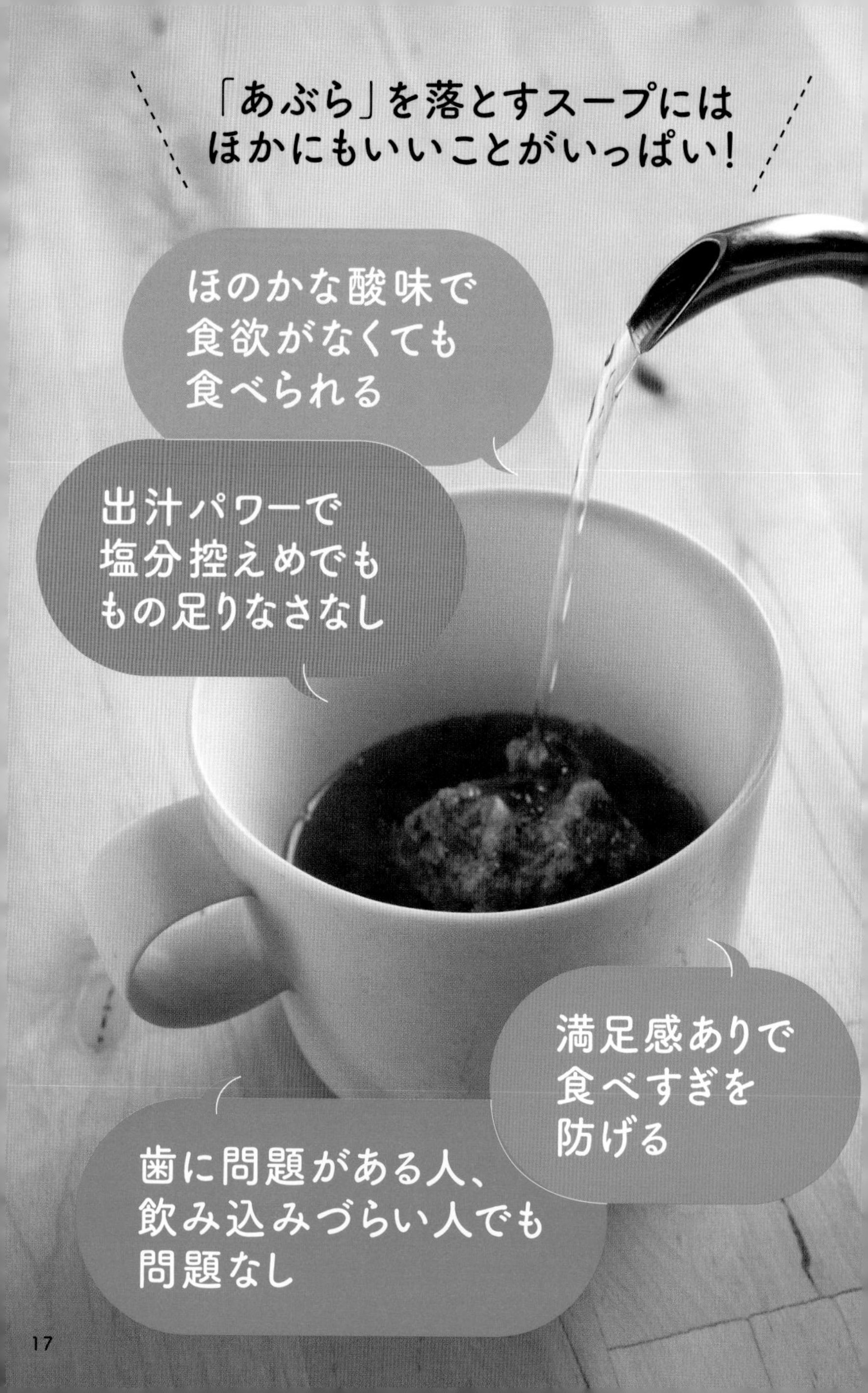

「あぶら」を落とすスープには ほかにもいいことがいっぱい!

ほのかな酸味で
食欲がなくても
食べられる

出汁パワーで
塩分控えめでも
もの足りなさなし

満足感ありで
食べすぎを
防げる

歯に問題がある人、
飲み込みづらい人でも
問題なし

そして、「あぶら」を落とすスープで悪魔のあぶらを退治&時限爆弾を解除すると、こんな風に体が変わってきます!

血糖値が改善

スープには、血糖値の上昇を抑える働きの栄養素がたっぷり含まれています。食前にスープを飲むと血糖値の上昇がおだやかになり、血糖値が改善されます。それにともない、中性脂肪がたまりづらくなります。

腸内環境が整う

りんご酢に含まれる酢酸やりんごポリフェノールには、善玉菌の増殖を助ける環境を作り、悪玉菌の増殖を抑える働きがあります。また、玉ねぎに含まれる食物繊維とオリゴ糖は善玉菌のエサになります。

疲れにくくなる

りんご酢に含まれクエン酸には疲労物質を体内で分解して新陳代謝を促進する働きがあり、スープを飲み続けることで疲れにくい体になれます。また、血流がよくなることで疲労物質がたまりづらくなります。

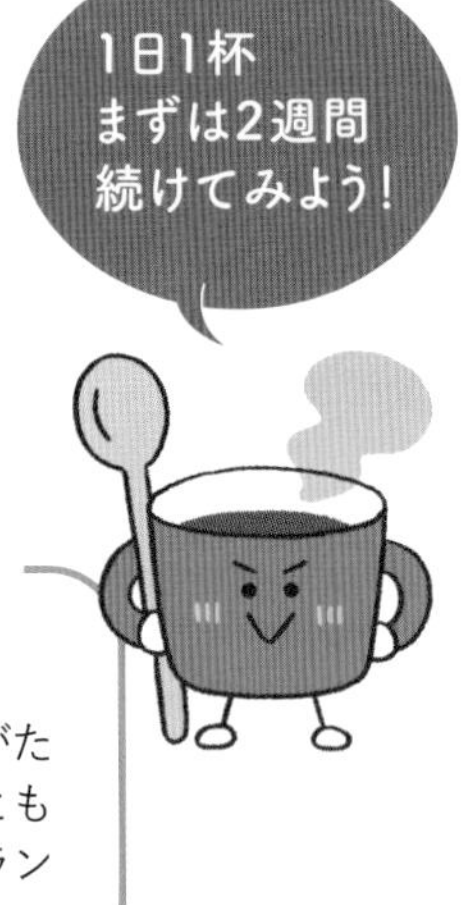

善玉コレステロールが増え、悪玉コレステロールが減る

スープには悪玉コレステロールを減らす、よいあぶらがたっぷり含まれています。悪玉コレステロールの減少とともに善玉コレステロールが増加します。悪玉と善玉のバランスが整うと、悪魔のあぶらがたまりにくくなります。

中性脂肪値が改善

スープを飲むと代謝が上がり、食事でとったエネルギーをどんどん使えるようになります。代謝がよくなれば、血液中のあぶらもどんどん消費できるようになるため、中性脂肪が減るだけではなく、たまりづらくなります。

ドロドロ血液がサラサラに！

スープには、悪魔のあぶらでドロドロになった血液をサラサラにしてくれる野菜の代表格である玉ねぎをふんだんに使用しています。また、りんご酢に含まれる酢酸には血管を拡張する効果があり、血流が改善するといわれています。

体の焦げ＆錆びがとれる

血糖値の上昇をおだやかにして“体の焦げ”といわれる「糖化」を防ぎます。また、スープに含まれる数種のポリフェノールが、“体の錆び”といわれる「酸化」を防ぎ、悪魔のあぶらを凶悪化する活性酸素を除去します。

肩こり・冷えが改善

スープの血液サラサラ効果により、血流がよくなります。すると、筋肉の中に疲労物質がたまりづらくなり、肩こりが改善します。また、体の末端の血の巡りがよくなることで、冷えを感じることが少なくなります。

「本当かな？」と思いますよね。でも、
たった1日1杯飲むだけで、
「こんなに数値が改善されるのか！」と、
医師の私も驚くような効果が
表れました。

ぜひ、驚きの結果を
次のページでご覧ください。

「あぶら」を落とすスープを試してみました!

3名のみなさんにご協力いただき「あぶら」を落とすスープを2週間、毎日1杯、試していただきました。飲みはじめる前と後の血液検査の結果を比較したところ、期待以上の結果が得られました。

検査数値でわかること

HDLコレステロール(善玉)

基準値

40〜100mg/dL

余ったコレステロールの回収や血管壁にたまったコレステロールをとり除く役割をもつHDLが少なくなると、動脈硬化の進行を抑えられなくなり、心筋梗塞や脳梗塞のリスクが高まります。

LDLコレステロール(悪玉)

基準値

70〜139mg/dL

コレステロールを体全体に運搬する役割をもつLDLが多くなると、血管壁に余分なコレステロールがくっつくようになり、動脈硬化が原因となる心筋梗塞や脳梗塞のリスクが高まります。

L/H比

基準値

1.5以下

LDLとHDLのバランスで、血管の状態を評価する指標です。1.5以下なら健康な血管を維持できているとされ、2.5を超えると血栓ができるリスクが高まります。

中性脂肪

基準値

50〜149mg/dL

基準値を超えると脂質異常症の「高トリグリセライド血症」と診断されます。数値が高い状態が続くと、糖尿病、心疾患、脳血管疾患、肝硬変などの生活習慣病のリスクが高まります。

グリコアルブミン

基準値

11.6〜16.4%

血液中のアルブミンというたんぱく質とブドウ糖がくっついてできたのがグリコアルブミン。その数値は過去2週間の平均的な血糖値を反映するとされ、血糖値が高いと数値も高くなります。

モニター① 山田光剛さん（59歳）

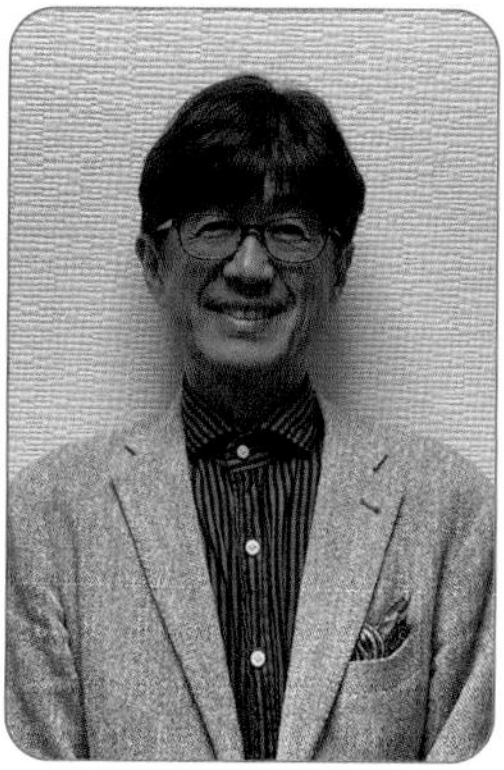

何もしていないのに体重が落ちたことに驚きです

たった2週間で、こんなによい結果が出るとは驚きです。飲みやすいし、美味しいし、毎日飲むことが苦になりませんでした。飲み干した後にカップの底に残ったスープの素がとくに美味しくて、残らずすくって食べていました。

LDLコレステロール……………90mg/dL→76mg/dL
HDLコレステロール……………50mg/dL→71mg/dL
L/H比…………………………1.8→1.1
中性脂肪…………………………131mg/dL→56mg/dL
グリコアルブミン……………13.7％→14.6％
体重………………………………61.8kg→60.65kg
体脂肪率…………………………17.9％→16.2％

ゴッチ先生アドバイス

悪玉コレステロールと中性脂肪の大幅改善は予想外でした

山田さんは私のクリニックで定期検診を受けている方で、長期的な数値の推移も把握しているのですが、ここまで数値が改善したのは初めてです。善玉コレステロールが増えていることにも注目です。グリコアルブミンに関してはやせ型で筋肉量が少ないことも原因と考えられるので、筋肉をつける運動を続ければ改善できると思いますね。

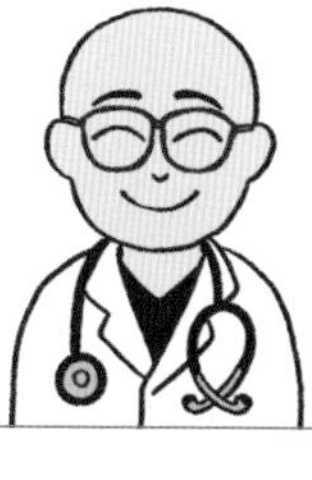

モニター② 山川静子さん（仮名）（59歳）

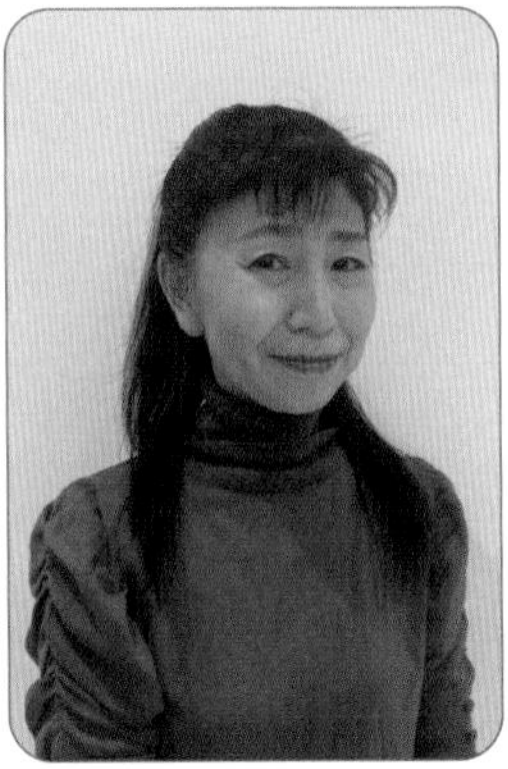

美味しさに感動！ アレンジレシピにも 挑戦します！

初めてスープを飲んだとき、美味しすぎて感動しました！　スープの時間が待ち遠しかったくらいです。作り方もカップに冷凍保存したキューブをポンと入れるだけなので簡単。飲むと、冷え性の体がポカポカする感じがしました。

LDLコレステロール…………209mg/dL→198mg/dL
HDLコレステロール…………89mg/dL→86mg/dL
L/H比…………………………2.3→2.3
中性脂肪…………………………66mg/dL→61mg/dL
グリコアルブミン……………15.8％→16.4％
体重………………………………44.9kg→43.4kg
体脂肪率………………………19.2％→23.6％

ゴッチ先生アドバイス

中性脂肪が優秀なのでスープを続ければ異常値は改善されていくでしょう

LDLコレステロールだけが異常値なのですが、LDLコレステロールが高いだけなら、すぐに動脈硬化や心血管疾患のリスクであるとはいえないことがわかっています。糖尿病も喫煙習慣もないのですぐに心配になる事態にはならないでしょう。ただ、心配であれば頸動脈エコー検査を受けてみてもいいかもしれませんね。

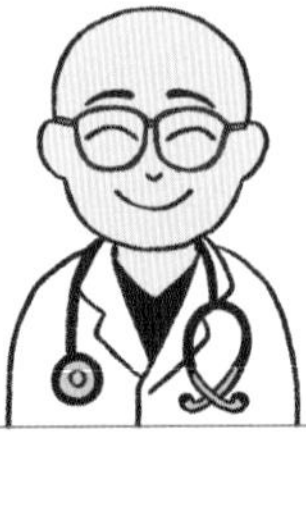

モニター③ 石川祥平さん（仮名）（37歳）

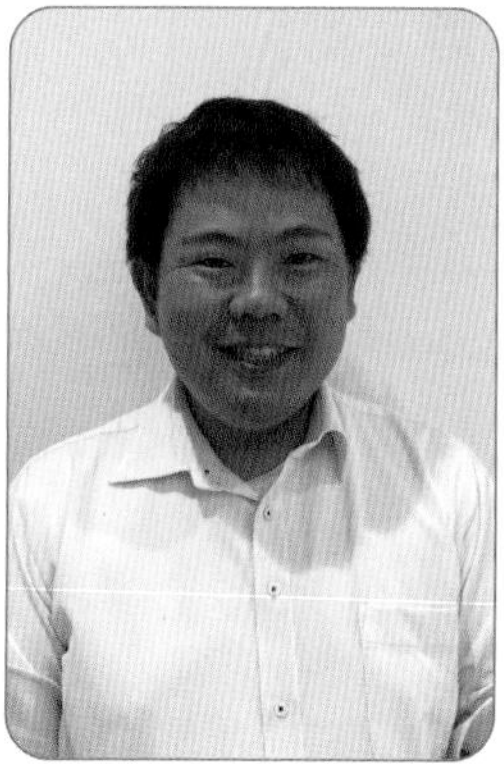

夕食前の1杯が習慣化し、食べすぎも防げるように。寝つきもよくなり朝の目覚めがスッキリ！

スープを飲み続けることで、苦手だった朝がラクになった気がします。目覚めがスッキリなんです。夕食前に飲むことで食べすぎも防げました。味も美味しかったですし、レンジでチンするだけでできる手軽さもよかったです。

LDLコレステロール	114mg/dL→116mg/dL
HDLコレステロール	47mg/dL→46mg/dL
L/H比	2.4→2.5
中性脂肪	120mg/dL→102mg/dL
グリコアルブミン	10.8％→11.0％
体重	103.2kg→103.1kg
体脂肪率	26.6％→25.2％

ゴッチ先生アドバイス

中性脂肪が改善されているので、次は悪玉コレステロールが減っていくはずです

石川さんは中性脂肪と体脂肪率が心配でした。今回、数値が改善されたのでほっとしています。悪玉コレステロールが若干増えていますが、これは誤差の範囲内です。正常値内なので、このままスープを飲み続ければ中性脂肪がさらに減ることが予想され、それにともない悪玉コレステロールが減り、善玉も増えていくはずです。

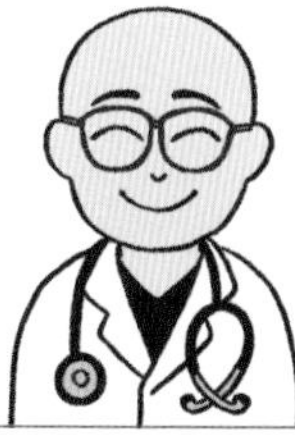

※プライバシー保護のため、一部のモニターさんは仮名とさせていただいています。

いかがでしたか？

年齢は関係ありません。

いまさら……なんてことはありません。

悪魔のあぶらたちは
落としていけます。

さあ、今日から1日1杯、
「あぶら」を落とすスープ習慣をはじめて、
悪魔のあぶらたちとさよならしましょう！

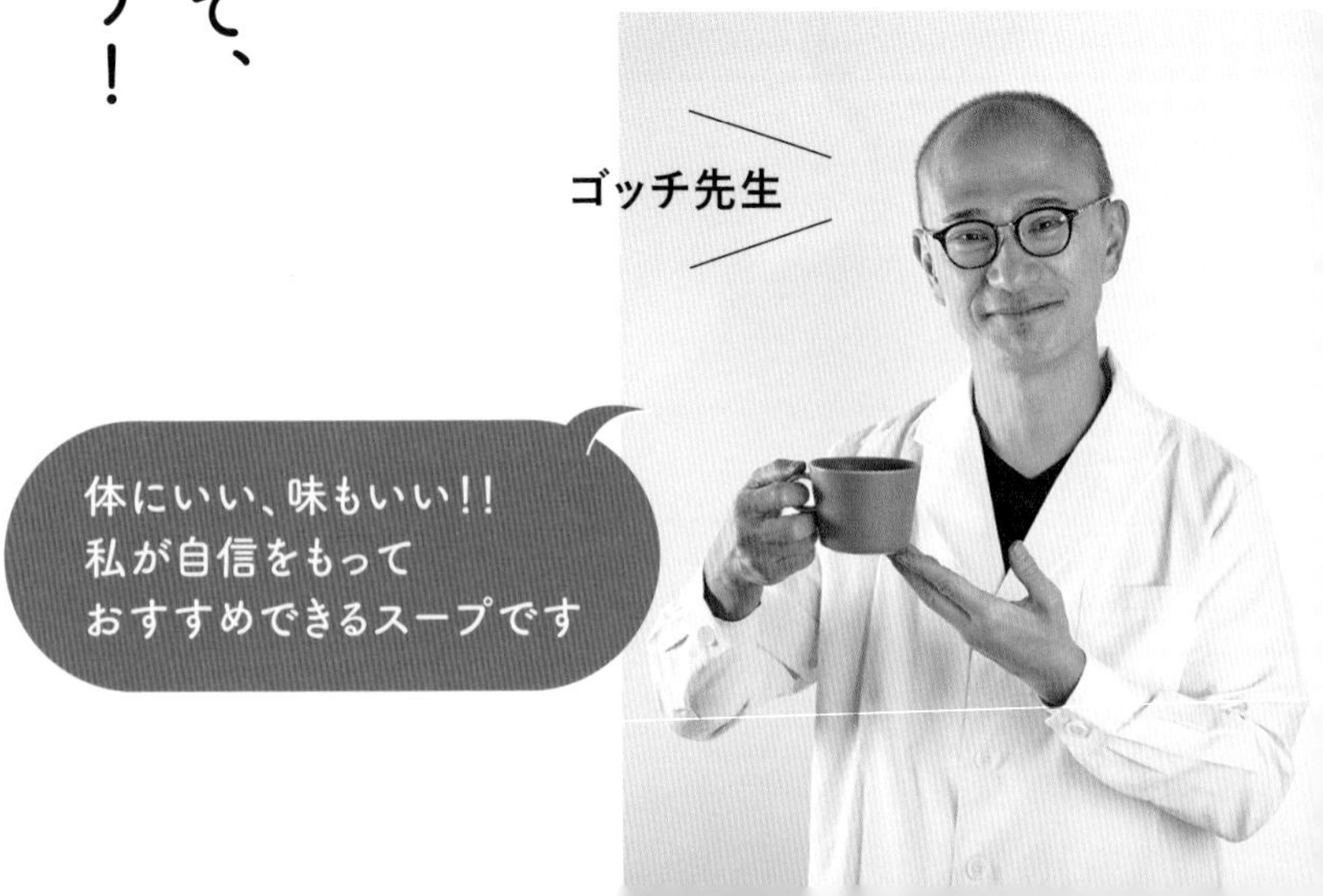
ゴッチ先生
体にいい、味もいい!!
私が自信をもって
おすすめできるスープです

目次

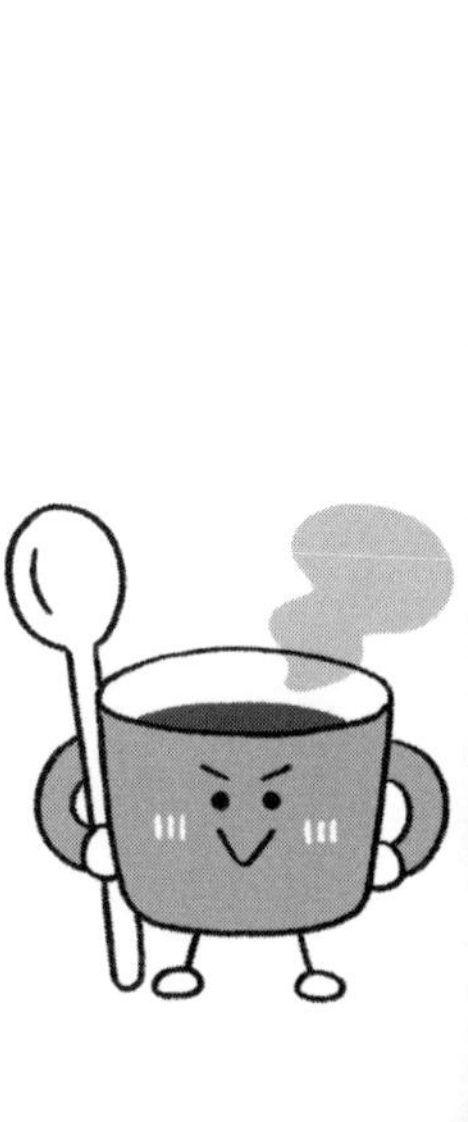

第2章

「あぶら」を落とすスープのパワーの源

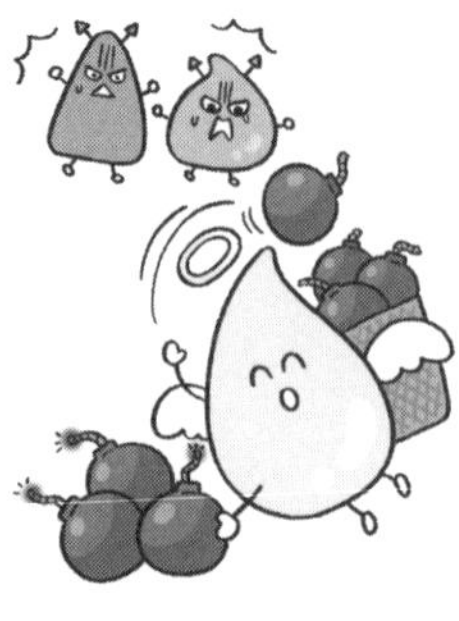

第3章

悪いあぶらを流しとる！ 「あぶら」を落とすスープを飲んでみよう！

第4章

「あぶら」を落とすスープをもっと美味しく、健康に飲める研究所

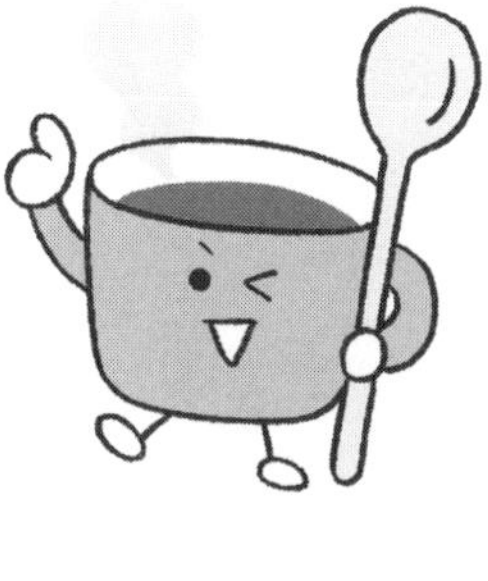

第5章

体のピンチを救う！いますぐ悪魔の「あぶら」をスッキリ落とそう

第6章

毎日、快調生活！「あぶら」を落とすスープには、いいことがいっぱい

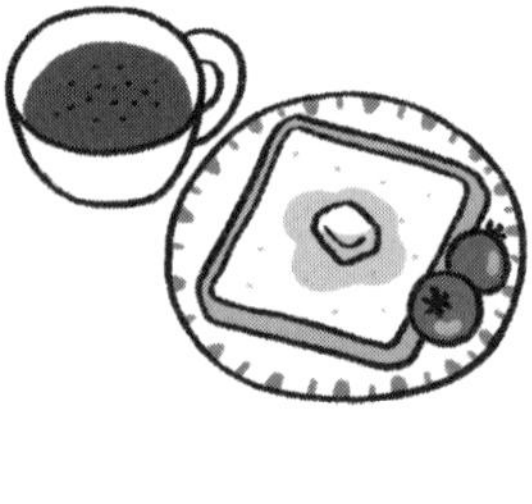

第7章 脱・3日坊主！　健康になるための〝心〟の整え方

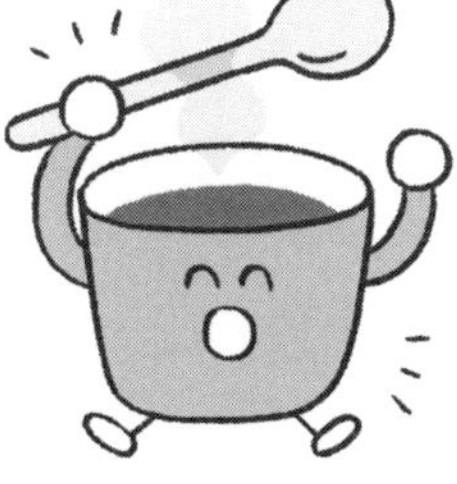

この本の読み方

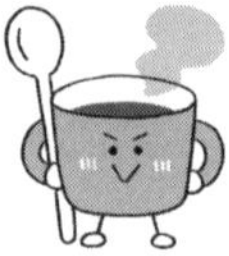

●そもそも「悪いあぶらって何？」と思った方

⇒2ページから、わかりやすく説明しています。

●「健康診断の結果が気になる」「体調がなんとなく悪い」など、健康に不安がある方

⇒この本を第1章から順番に読んでみてください。

●いますぐスープを作ってみたい方

⇒81ページから、作り方やアレンジレシピの作り方をわかりやすく説明しています。

●「食材の選び方」などスープの作り方について疑問がある方

⇒106ページから、スープの飲み方、作り方に関して一問一答式でお答えしています。

●「どうせ続けられないよなぁ」と思った方

⇒176ページから、三日坊主脱却のヒントを紹介しています。

第1章

簡単・ラク・美味しい！ズボラさんのための「あぶら」を落とすスープ

体によいものは美味しくない……。
そんな常識を覆した「あぶら」を落とすスープ。
美味しさにもこだわったスープの
”チカラ”とは？

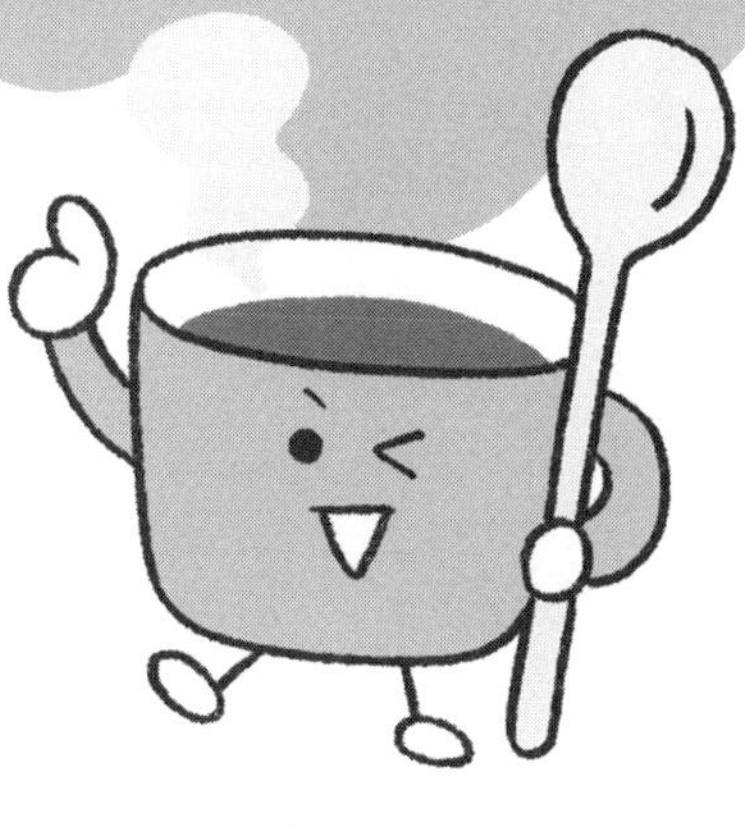

「悪魔のあぶら」の放置で、1年間に34万人が死亡!?

「先生、体重がなかなか減らないんです」

「甘いものが大好きで、肉やごはん、麺類もやめられません」

「コレステロールの数値が悪いといわれたけれど、どう改善したらいいか……」


「わかる!」と思われた方、いらっしゃるでしょうか。

そう思われたのなら、**この本は、あなたのための本です。**

この本を開いて読んでいただいているということは、ポッコリおなかが気になったり、かかりつけの医師や保健師などから、食事や運動のアドバイスを受けたことがあるかもしれませんね。

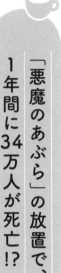

健康診断では中性脂肪値は１５０（㎎／ｄＬ）を超えると、悪玉（ＬＤＬ）コレステロール値は１２０（㎎／ｄＬ）を超えると「要注意」と指摘され、生活習慣を見直すように指導されます。

みなさんも、世の中には中性脂肪値やコレステロール値を改善する方法があふれているため、試したことがある方もいると思います。

でも、なかなか続かない。

健康診断の数値やポッコリおなかが気になるのに、なかなか続かないのは、

中性脂肪・コレステロールが、
いますぐに重大な何かの問題になるという実感がないから

ではないでしょうか？

ですが、これらを放置すると**「死に直結する」**と聞くとどうでしょうか。

次のページのグラフは、厚生労働省が発表している令和4年の出生率や死亡者数を調査した資料をもとに作ったグラフです。

このグラフを見ると、日本人の死亡原因の第2位には「心疾患」(14・8%)、第4位に「脳血管疾患」(6・8%)が入っています。これらを合わせると、21・6%。つまり、**1年で亡くなられている方の5人に1人が、動脈硬化による心臓や脳の病気で亡くなっている**のです。

人数でいうと、**1年間に約34万もの方が亡くなられています。**

これらの病気は、まさに**コレステロールや中性脂肪などの脂質異常症、さらには肥満などが大きく関わっています。**

さらに恐ろしい話をします。

近年では、コレステロールの値・血圧などの検査値を入れると、**今後10年の間にど**

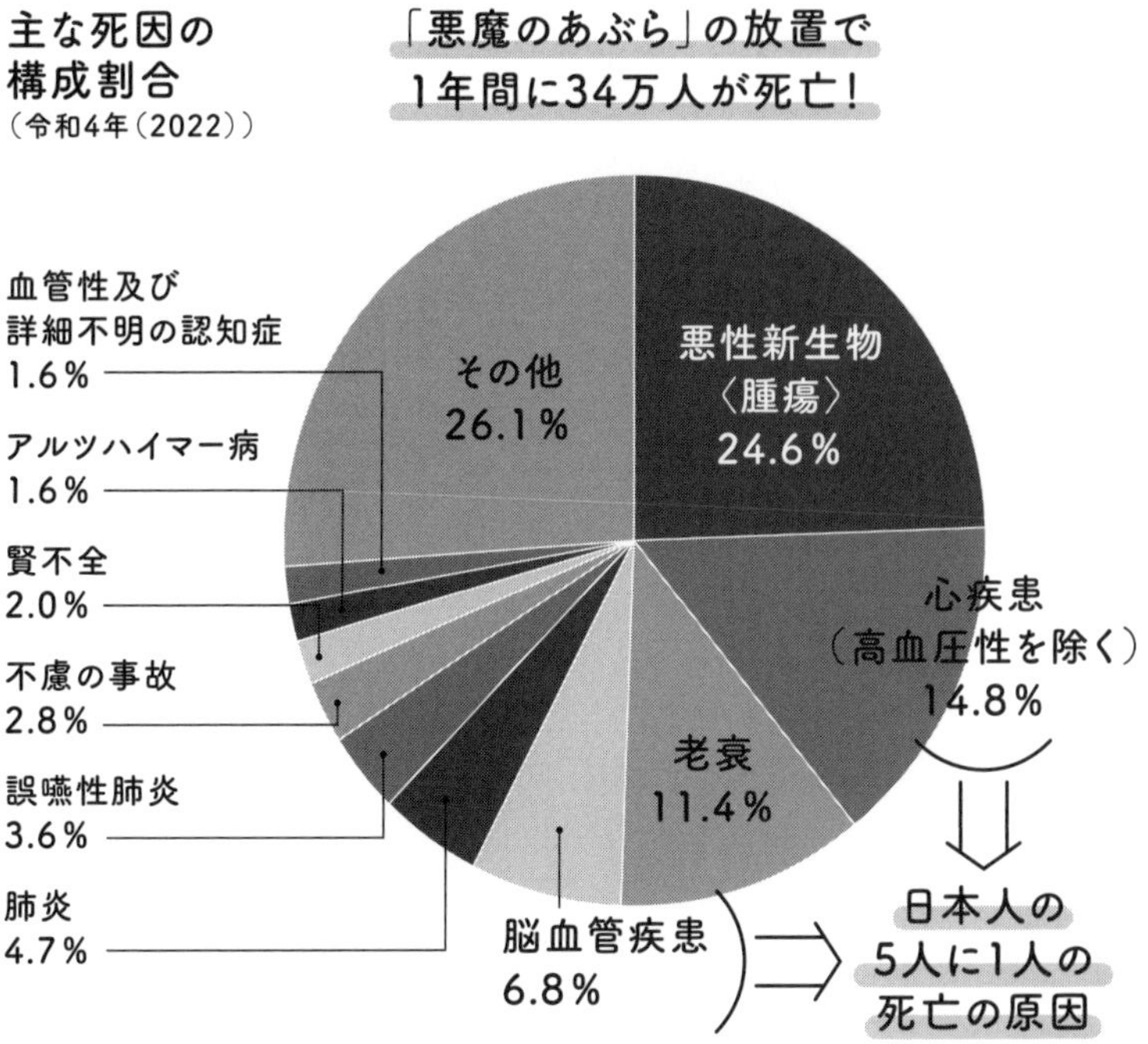

出典：厚生労働省「令和4年(2022)人口動態統計月報年計(概数）の概況」

れくらいの確率で心筋梗塞や狭心症を発症するか予測できるwebサイトがあります。（参照：動脈硬化性疾患発症予測ツール これりすくんWeb版）

たとえば、60歳男性で、悪玉（LDL）コレステロールが150㎎／dL、善玉（HDL）コレステロールが30㎎／dL、中性脂肪が160㎎／dLだったとします。

さらに、血圧も高めで、喫煙習慣もある、さらに血糖値も高めであるとなると、**10年の間に、17％の確率で心筋梗塞や狭心症を引き起こす可能性がある**のです。

恐ろしい「あぶら」なのだ、ということをしっかり伝えていくため、以降、**中性脂肪と悪玉コレステロール（LDL）を「悪魔のあぶら」**と呼んでいくことにします。

本書の冒頭でもいいましたが、「悪魔のあぶら」は時限爆弾です。

時限爆弾という名の通り、いますぐ爆発する！　ということではありません。しかし、放置すると、**この時限爆弾は風船のようにどんどん膨らんでいきます。**

そして、時間がくると……爆発し、脳や心臓の病気を引き起こすのです。

まだ大丈夫だろう、自覚症状がないから問題ないと放置せずに改善していくことが重要なのです。

60歳男性　Aさんの心筋梗塞や脳梗塞などの10年以内の発症確率

17.7%！

同年齢・同性でもっともリスクが低い人と比べて

3.9倍 発症確率が高い！

Aさんの現在の数値

LDL（悪玉）コレステロール　150mg/dL
HDL（善玉）コレステロール　30mg/dL
中性脂肪　160mg/dL
血圧　収縮期血圧（上）／140mmHg
**　　　拡張期血圧（下）／90mmHg**
喫煙あり　※耐糖能異常あり

耐糖能は、空腹時の血糖値が110 ～ 125mg/dL、または経口ブドウ糖負荷試験を実施後2時間経過した後の血糖値が140 ～ 199mg/dLの場合に異常と判定されます。
※一般的に「糖尿病予備軍」といわれる。

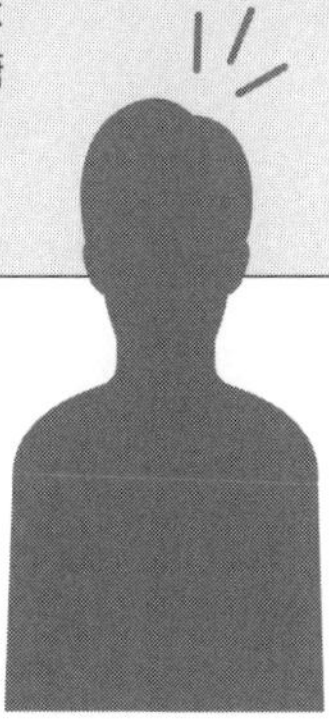

参考：日本動脈硬化学会
動脈硬化性疾患発症予測ツール これりすくん Web 版を用いて計算

私のクリニックに定期検査で訪れる患者さんの血液検査をすると、Aさん程度の数値の人はたくさんいらっしゃいます。恐ろしいのはほとんどの方には自覚症状がないところです。いま元気だからといって、Aさんの結果を決して他人事と思ってはいけないということです。

美味しいものを食べて健康になりたい！　そんな欲望を叶えてくれるスープ

とはいっても、**長年続けてきた習慣を変えるのは、難しい**ものです。

好んで食べていたものを食べられなくなると、面白くないのはよくわかります。

運動は、そもそも運動習慣がない方にはハードルが高いですよね。

その一方で、患者さんのこれからを考えると、医師の立場としては悪魔のあぶらはためないほうがいい。

なんとか続けられる食事方法はないだろうか。

そこで考えたのが、**スープ**です。

みなさんは、スープと聞いてどんなものを想像しますか？

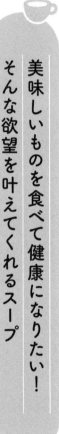

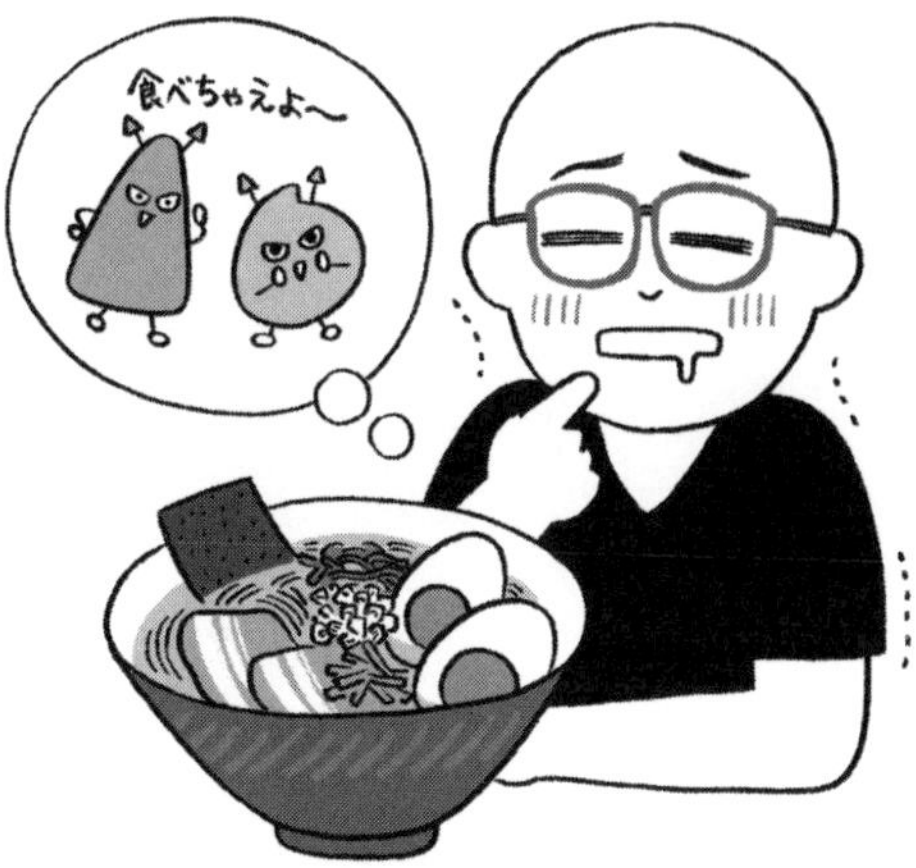

ラーメンの魅力は美味しいスープ。それを飲み干せないさみしさといったら……。好きなものをがまんしなくてはならないつらさを知っているからこそ、「食べる楽しさ」を満たしつつ、体によい食べ物を作りたいと思ったのです。

コーンスープやオニオンスープ、わかめスープ、それとも野菜たっぷりのミネストローネ、スパイシーで酸味のあるトムヤンクン……。好きなスープは人それぞれだと思います。**私は、なんといってもラーメンのスープです。**

悪魔のあぶらをためないほうがいいといいながら、何をいい出すのかと思っている方もいるでしょうね。しかし、「あぶら」を落とすスープの開発は、**私の大好きなラーメンのスープがきっかけ**でした。

Ｂ級グルメの代表格であるラーメンは、気軽に食べられ、おなかいっぱいになれる美味しい食べ物です。インバウンドの観光客にも大人気で、人気ラーメン店は外国人でいっぱいになるほどです。

ラーメンの美味しさのひとつは、豚骨や鶏ガラ、昆布などいろいろな具材から作るスープです。しかし、**美味しくても、健康のことを考えると毎日のように食べられないし、スープを最後の一滴まで飲み干すことができません。**いつも残念な気持ちで箸を置く自分がいました。

「美味しいと幸せを感じながら、健康になれるものがあればいいのになあ……」

そこではじめたのが、患者さんにもすすめられる、とにかく美味しくて健康的なスープの開発です。

スープなら、液体なので食べやすく、消化しやすいため、手軽に食生活にとり入れることができます。一度に大量に作っておけば、必要なぶんだけ食べて、残りは保存しておくこともできます。

しかもスープなら、**体にうれしい栄養素を一度にとることができます。**なにより、吟味して選んだ食材だけで作れば、毎日安心して食べられます。

栄養士の先生とも何度もやりとりや試作を重ね、そしてようやく完成したのが、これから本書で紹介する**「あぶら」を落とすスープ**です。ラーメン好きの私も納得のスープができました。

美味しさを決める5大要素は「甘味・酸味・塩味・苦味・うま味」

普段みなさんが食事をするとき、なぜ「美味しい」と感じると思いますか？

答えは、**「舌で感じる味」のバランス**がよいからです。

「甘味・酸味・塩味・苦味・うま味」の5つの基本の味で、**「基本五味」**といいます。

人間にとって、五味を感じることは、食欲をわかせてしっかりと食事をとるためだったり、逆に危険なものを体に入れないという重要な意味をもちます。

「あぶら」を落とすスープは、この美味しさの要素に徹底的にこだわりました。

参考にしたのは、**みそ汁**です（もちろん、私の大好きなラーメンでもいいのですが、ラーメンだと毎日飲むと、飽きてしまう方がほとんどだと思います（笑））。

みなさんの中にも、毎日みそ汁を飲む方はいると思います。

みそ汁のように毎日飲めるスープ。

これが、「あぶら」を落とすスープの目標でした。

どうして何回飲んでも、みそ汁は飽きないのでしょうか。毎度のように食卓に並んでいても、自然にお椀に手が伸びてしまいます。

その秘密は、**基本五味の中の「うま味」**にあります。

じつは、**「うま味」は日本発祥。**日本人によって、1908年に発見され、「うま味」と名づけられたのです。日本人にとってうま味は馴染み深く、みそ汁もこのうま味とみその風味が掛け合わさることによって「美味しい」と感じることができているのです。

そこで、「あぶら」を落とすスープでは、**かつおがもつうま味を活かしながら、ほかの4つの味のバランスを、しょうが・玉ねぎ・お酢・ごま・緑茶などの食材で補いながら作ることにしました。**

完成したスープは、美味しいのは当たり前ですが、**5つの味のバランスがとれていて、くり返して飲んでも飽きがこない味に仕上がりました。**

また、みそ汁と同じように、いろいろな食材との相性がよいため、スープをベースにアレンジも自由自在です。もちろん、**あぶらを落とすために必要な栄養素は、食材から溶け出しても無駄なくとれます。**

さらに、スープ作りで意識したのは、**近所のスーパーで、しかも安価で手に入る食**

材で作れることです。どんなに美味しいスープだとしても、材料を探すのに手間がかかったり、高価なものだったりすると、続けたくても続けられませんよね。
お財布にやさしいのも、「あぶら」を落とすスープの特徴です。

面倒くさがり屋なズボラさんでも続けられるような工夫が満載

健康のためのスープと聞いて、こんなイメージをもちませんでしたか？

「あーあ、スープか。飽きそうだし、どうせ続かないだろうなあ」

「スープといっても料理だから、作るのが面倒くさい」

たしかに、健康スープといわれると、そんなことを連想するかもしれません。

飽きる、面倒、美味しくないスープが長続きするわけがないですよね。私も、患者さんにおすすめできないです。

そのイメージを覆してくれるのが、「あぶら」を落とすスープです。

作り方は第3章で詳しく紹介しますが、簡単です。

玉ねぎとしょうがをすりおろし、そのほかの材料と合わせて凍らせるだけ。

冷凍だから、まとめて作れて作り置きもできます。

あとは、その凍らせたスープの素にお湯を注ぐと、あっという間にスープのできあがりです。どうしても、「何もしたくない！」「包丁をもつのも面倒くさい！」と思う日があると思います。

そんなときも、このスープの素があれば、たった1分で飲むことができるのです。

しかも、解凍したスープの素は、お湯を注いでスープとして飲むだけでなく、和洋中いろいろな料理に使える、すぐれものの調味料にもなるのです。

まずは2週間「あぶら」を落とすスープを続けてみましょう

「あぶら」を落とすスープの目的は、**悪魔のあぶらを落とし、悪魔のあぶらがたまらない体質を手に入れること**です。

そのためにも、まずは2週間、「あぶら」を落とすスープを続けてみていただきたいと思っています。

最初に効果が表れやすいのは、**中性脂肪**です。

中性脂肪は、私たちが活動するための大切なエネルギー源として使われています。スープを飲むことで、あぶらをうまくエネルギーとして使えるようになると（脂質代謝が改善すると）、血液中の中性脂肪の量は少しずつ減ってきます。

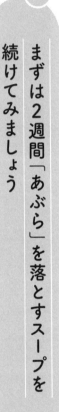

中性脂肪に遅れて効果が表れやすいのが、悪玉（ＬＤＬ）コレステロールです。

ＬＤＬコレステロールの数値が２週間で低下するのはなかなか大変ですが、**中性脂肪の数値が改善しているということはＬＤＬコレステロールにもよい影響が出ている**といえます。なぜなら、**脂質代謝が改善すると、ＬＤＬコレステロールの生成が抑制される**からです。

こういった「悪魔のあぶら」の数値は検査をしないと出てこないですが、おそらく、疲れにくくなった、おなかの調子が整ってきたなど、徐々に実感が出てくると思います。

体の変化を実感できると、続けるモチベーションになります。

といっても、**1日1杯、美味しいスープを飲むだけ**です。２週間分を作り置きしておけば、あとは必要な量をカップに入れてお湯を注ぐだけ。

食欲がないときでもスープくらいなら飲めるでしょうし、食の細い方でも負担を感じることなく飲めると思います。

多くの方が間違えている「ベジファースト」の落とし穴

さらに、食物繊維が入った「あぶら」を落とすスープを食事の前に飲むことで、血**糖値の上昇を抑える**ことができます。


みなさんは、**「ベジファースト」**という言葉をご存じでしょうか？

食べはじめに野菜を食べると体によいという食事法です。

食事に気をつけている方は「またベジファーストの話か……」と思う方もいらっしゃるかと思いますが、もう少し待ってください。

ここで**ベジファーストの落とし穴**についてお話しさせてください。

先に答えをいってしまうと、

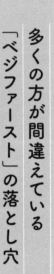

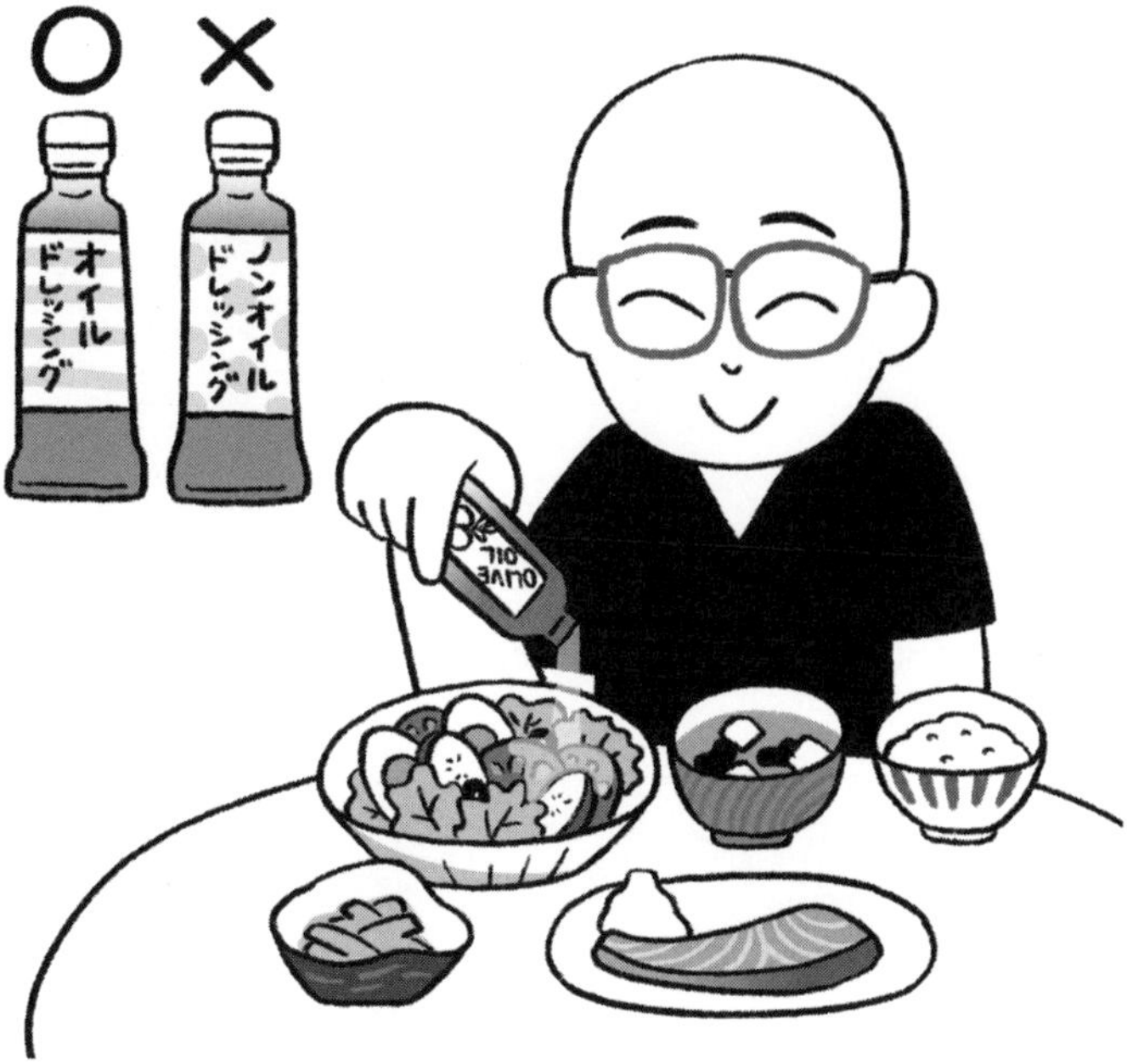

ノンオイルドレッシングにはうま味を出すためにオイルのかわりに甘味料が多めに添加されています。ノンオイルだから安心とたっぷり使ってしまうと糖質のとりすぎになってしまいます。

食物繊維と合わせて、**意識的に脂質をとる**ことが重要です。

たとえば、健康に気を使って、サラダにノンオイルドレッシングを使う方もいらっしゃると思います。しかし、**オイルドレッシングをあえて使ったほうが、消化・吸収がゆっくりになり、血糖値の急上昇を抑えるのに効果的**といえるのです。なお、ノンオイルドレッシングには、ぶどう果糖糖液（異性化糖）という中性脂肪を増やしやすい糖が多めに加えられていることもあるので、使いすぎには注意が必要です。

じつは、**「あぶら」を落とすスープには、食物繊維がたっぷり含まれている**のに加えて、良質な脂質も含まれています。

ぜひ、**食べはじめに「あぶら」を落とすスープを飲む「スープファースト」**を試してみていただければと思います。

第**2**章

「あぶら」を落とすスープのパワーの源

なぜ「あぶら」を落とすスープで
体の中の
悪魔のあぶらコンビを退治できるのか?
その秘密を解き明かします。

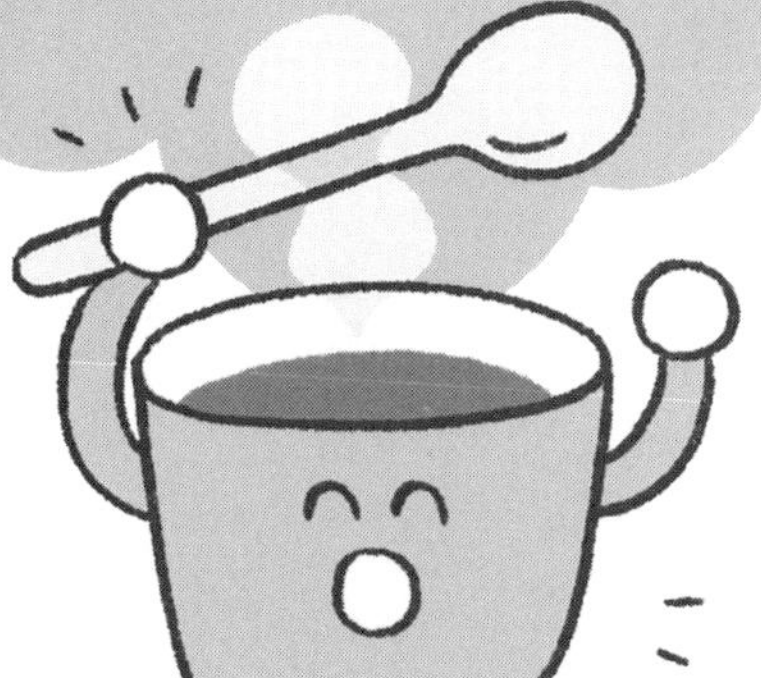

食材の「栄養相乗効果」で血液と体についた「あぶら」を落とす

「一本の矢より三本の矢」「三人いれば文殊の知恵」という言葉があります。

一本の矢だとすぐに折れてしまいますが、三本の矢だとなかなか折れにくいといいますよね。また、「三人いれば文殊の知恵」は、ひとりではよい考えが浮かばなくても、三人集まって相談すれば素晴らしい考えが出てくるということを表しています。

これらの言葉は、「集まることの重要性」を説いています。

じつは栄養素も、**組み合わせて摂取すると、それぞれを単体で摂取するよりも、より健康的で大きな効果を発揮できる**のです。これを**「栄養相乗効果」**といいます。

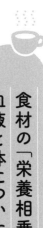

悪い「あぶら」を落とす食材が詰まっています

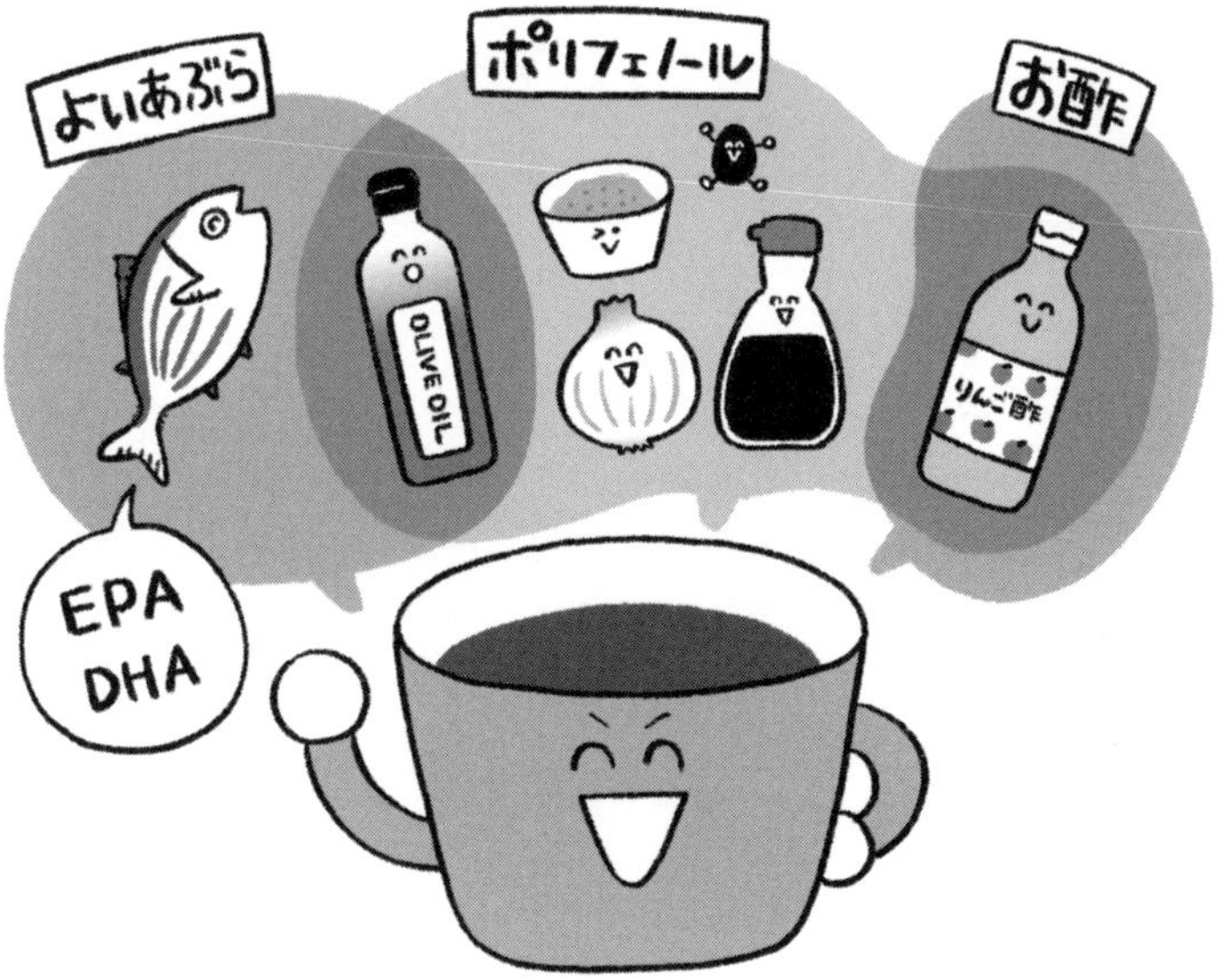

よいあぶら	ポリフェノール	酢
・かつお粉 ・エキストラバージンオリーブオイル	・玉ねぎ ・黒すりごま ・しょうが ・粉末緑茶 ・しょうゆ	・りんご酢

「あぶら」を落とすスープも、たくさんの体によい成分を含んでいますが、**それぞれの特長を組み合わせ、活かすことで、悪魔のあぶらを落としていきます。**

いろいろな体によい成分の中でも、血液と体の「あぶら」を落とすのにとくに重要な3本柱があります。それは、**「よいあぶら」「ポリフェノール」「酢」**です。

「あぶら」を落とすスープには、この**3つの柱を満たす8種類の厳選された材料がふんだんに使われています。**

「よいあぶら」は、かつお粉、エキストラバージンオリーブオイルから、

「ポリフェノール」は、玉ねぎ、黒すりごま、しょうが、粉末緑茶、しょうゆから、

「酢」は、りんご酢からとることができます。

なぜ、これらの栄養素が「あぶら」を落としていけるのか、ひとつずつ解説していくことにしましょう。

「授業みたいでつまらない！」と感じないように、できるだけ噛み砕いてお話ししていきます。イラストなども参照にしながら、ゆっくり読み進めてくださいね。

よいあぶら、悪いあぶらを見分ける基準は「冷めたときに固まるか」

まず、**よいあぶら、悪いあぶら**からご紹介していきましょう。

「よいあぶらっていうと、アマニ油とか、エゴマ油は聞いたことがあるけど……」

「ごま油とか、オリーブオイルも体によいって聞いたことがあるよ」

「でも、ごま油は体に悪いとも聞いたことがある。結局どっちなの？」

「不飽和脂肪酸と飽和脂肪酸。名前は聞いたことがあるけど結局何が違うの？」

こんな風に、なんとなく「よいあぶら」や「悪いあぶら」について聞いたことがあるものの、**具体的に「よいあぶらとは?」「悪いあぶらって?」と聞かれると、なかなか答えられない方も多い**のではないでしょうか。

よいあぶらと、悪いあぶらの見分け方は簡単です。**冷めたときに固まるあぶらは、悪いあぶらが多い。冷めても固まらないあぶらは、よいあぶら**が多いのです。

たとえば**すき焼きをして、食べ終わってしばらくするとあぶらが固まります**よね。冷めると固まってしまうあぶら、これが悪いあぶら。一方でオリーブオイルは固まりません。これはよいあぶら。

別のものだと、**魚と角煮**でもいうことができます。**魚も冷えると煮凝りはできます**が、**角煮みたいにあぶらは真っ白にならない**ですよね。このイメージさえできれば大成功です。

さて、ここから「なぜそういえるの？」ということを解説していきますが、ちょっと専門的に解説するので、「難しいことはちょっと……」という方は、61ページまで飛ばしてもらっても大丈夫です！

冷めると固まる悪いあぶらといわれるのは、**「飽和脂肪酸」**というあぶらです。

知ってる！　聞いたことあるよ！　そんな方がいらっしゃるかと思います。
では、さらにクイズをしていきましょう。

Q：「飽和」とは何でしょうか？

Q：「脂肪酸」とは何でしょうか？

こう聞かれると、うーん？　となりませんか？

（理解できている、という方は素晴らしいです！　この部分を読み飛ばしていただいても大丈夫ですし、復習を兼ねて読んでいただいてもOKです）

ここが、**あぶらを理解するうえで根本的な部分**です。

そもそも脂質って何？　と聞かれたとき、私は「**『3匹の鯉のぼり』**をイメージしてみてください」と答えるようにしています。

鯉のぼりの**ポール部分が「グリセリン」**。

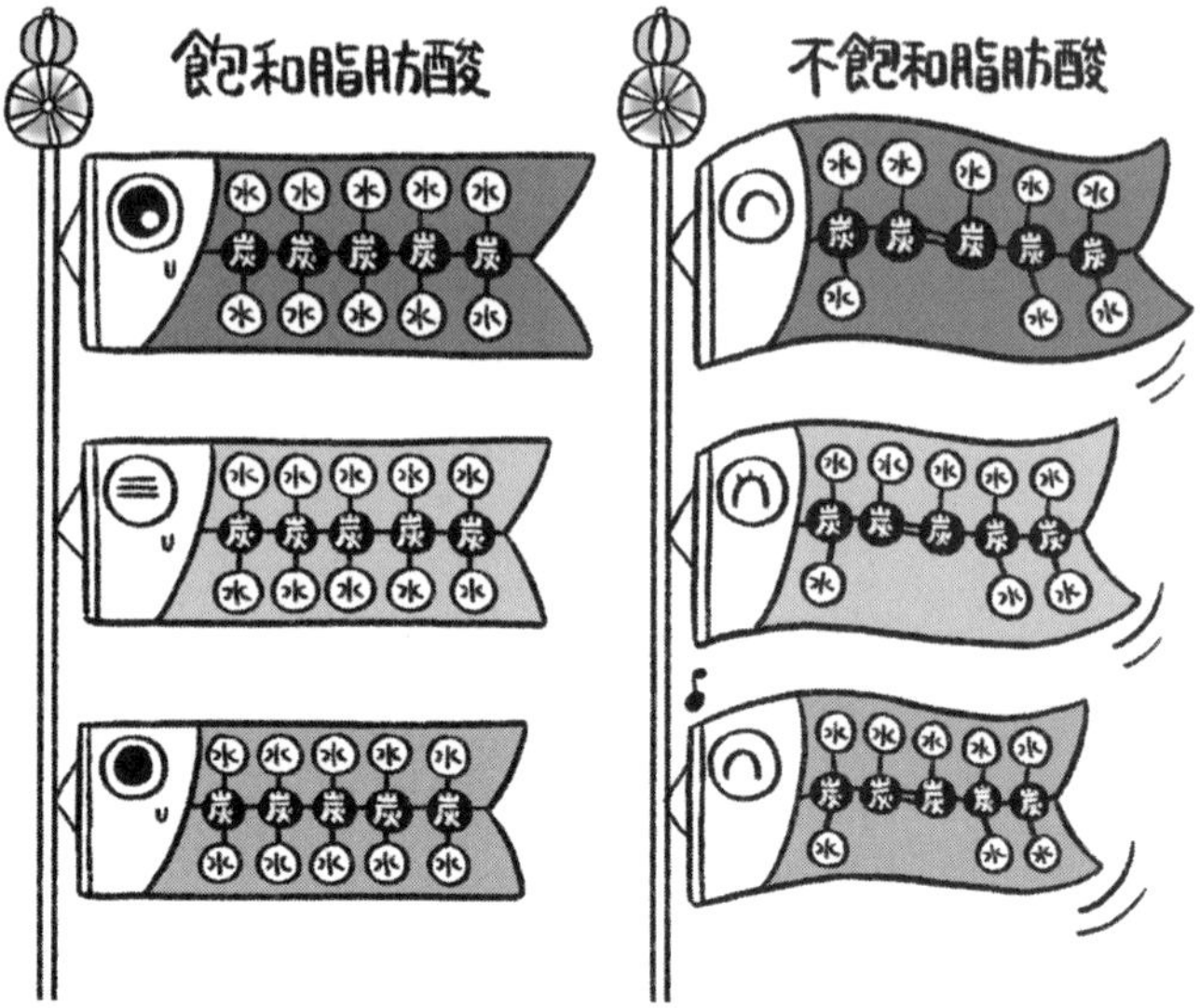

左の鯉のぼりは「飽和脂肪酸」、右の鯉のぼりは「不飽和脂肪酸」です。不飽和脂肪酸の鯉のぼりが風になびいて気持ちよくなびいているのに、飽和脂肪酸の鯉のぼりは硬く固まっていて体を動かすことさえままなりません。この飽和脂肪酸の鯉のぼりを体内にとり入れると、悪魔のあぶらがどんどん増えていきます。

そして、**鯉のぼり本体の部分が「脂肪酸」**と呼ばれるもの。**ポールと本体を合わせたものは「トリグリセリド」**といいます。

私たちが普段目にする、**「あぶら」の正体は、この「トリグリセリド」というものが集まったもの**です。

じつは、この鯉のぼりの部分、**脂肪酸の種類によって、牛肉の脂だったり、魚の油だったりに変わっていく**のです。

ここで、もう少し脂肪酸について解説していきましょう。

脂肪酸は、炭素と水素が鎖のようにつながってできています。この鎖が、どれくらい長く、どのようにつながっているかで種類が変わっていきます。

たくさんの種類があるのですが、大きく分けると、2種類に分けられます。

それが**「飽和脂肪酸」**と**「不飽和脂肪酸」**です。

これがどう違うかというと、**ぎちぎちに詰まっている（飽和している）**か否かです。

前のページの鯉のぼりのイラストをもう一度よく見てみてください。左側の鯉のぼりは水素と炭素という分子がすべてつながっている状態です。分子がぎっちり詰まっているので、**鯉のぼりの体はカチコチになり、うまく体を動かすことができません。**

その一方で、右側の鯉のぼりを見てください。左の鯉のぼりより、詰まっていないですよね？　炭素同士で二重につながっている部分があります。これを「二重結合」といいます。二重結合があると水素が少なくなり、そのぶん隙間ができます。

右側の鯉のぼりは、スペースに余裕があるため、元気に風になびいて動くことができるのです。

じつは、この鯉のぼりが、**よいあぶらと悪いあぶらと同じ構造なのです。**飽和している飽和脂肪酸は二重結合がなく、飽和している状態です。そのため、分子として安定しており、**常温でも固まります。**

一方、不飽和脂肪酸は、二重結合があることで、分子的に不安定になり、**常温でも固まらない**のです。

オリーブオイルなどが常温でも固まらないのは、不飽和脂肪酸が多く含まれているからです。逆に、**牛肉などの動物性のあぶらは飽和脂肪酸が多いので、常温で固体になっている**、というわけです。

冒頭で飽和脂肪酸が健康に悪いといいましたね。

つまり、**常温で溶けているあぶらはぜひとりたいあぶら。常温で固体のあぶらは注意しないといけないあぶら**となります。

飽和脂肪酸が多いあぶらをとりすぎると、中性脂肪や悪玉コレステロールを増やしてしまうからです。

オメガ3・オメガ9で中性脂肪と悪玉コレステロールを下げる

一方、よいあぶらといわれるのは、「不飽和脂肪酸」というあぶらです。

先ほどの「飽和脂肪酸」に「不」という文字がつきましたね。

つまり、**飽和していない脂肪酸**、ということです。

ぎちぎちに詰まっていないので……そう、**常温でも液体のまま**です。

このあぶらは**体内で作ることができない必須脂肪酸**といわれ、食事でとらなければいけないあぶらで、魚や植物などに多く含まれています。


この不飽和脂肪酸は、炭素同士で二重につながっている部分があるといいましたが、この二重につながっている部分の数によって、**オメガ3・オメガ6・オメガ9**へさらに細かく分類されます。

オメガ3脂肪酸は中性脂肪を低下させる成分として注目されていて、かつおやいわし、さばなどの魚やアマニ油、えごま油、くるみやアーモンドなどのナッツ類に多く含まれています。魚に含まれる**DHA（ドコサヘキサエン酸）とEPA（エイコサペンタエン酸）には、体脂肪を燃やす作用がある**という驚きの報告もあります。

「あぶら」を落とすスープには、オメガ3脂肪酸が含まれる食材として「かつお粉」を使用しています。

オメガ9脂肪酸は、HDL（善玉）コレステロールを増やしてLDL（悪玉）コレステロールを減らすという素晴らしい働きがあります。また、動脈硬化や高血圧の予防に効果がありますし、腸の働きを活性化し、便秘の改善にも効果があります。

オメガ9のあぶらの中でも、私のおすすめは、**化学処理や熱を加えることなく製造されている、「エキストラバージンオリーブオイル」**です。

ある研究では、1日スプーン3杯程度のエキストラバージンオリーブオイルを摂取することによって、心臓病や心血管疾患による死亡のリスクが30％も減少するという報告もあります。エキストラバージンオリーブオイルは、「あぶら」を落とすスープの食材として使用しています。

健康によいとされる不飽和脂肪酸でも オメガ6には要注意！

よいあぶらとされる不飽和脂肪酸ですが、2つだけ注意してほしいものがあります。**サラダ油やごま油などに含まれるオメガ6脂肪酸と、トランス脂肪酸**です。

オメガ6脂肪酸は、体内で炎症を促進する物質を作ることに関わるため、とりすぎると体に悪い影響を与える可能性があります。基本的に、普通に生活していれば、オメガ6脂肪酸は十分に摂取できてしまいます。むしろとりすぎになりかねないので、要注意ということなんですね。

また、液体のあぶらを人工的に固形化するときに作られる**トランス脂肪酸は心臓病**

のリスクを高めるといわれ、世界保健機関（WHO）では、トランス脂肪酸の摂取を総カロリー摂取量の1％未満に抑えることを推奨しています。アメリカでは、2018年6月からトランス脂肪酸の食品への使用が原則禁止されているほどです。

ちょっとややこしくなったので、よいあぶら、悪いあぶらを整理します。

よいあぶら…オメガ9脂肪酸、オメガ3脂肪酸
悪いあぶら…飽和脂肪酸、オメガ6脂肪酸、トランス脂肪酸

具体的にそれぞれどのあぶらが当てはまるのか、左の図にまとめているので参考にしてみてください。

ただし、よいあぶらを多く含む食品にも、飽和脂肪酸やオメガ6脂肪酸も少量ですが含まれています。よいあぶらだからといって、極端にとりすぎるのは避けてください。また、カロリーのとりすぎにもなってしまいます。

よいあぶらと悪いあぶら

積極的にとりましょう

オメガ3脂肪酸が多いあぶら

・魚の油（DHA・EPA）
・エゴマ油
・アマニ油
・くるみに含まれる油

オメガ9脂肪酸が多いあぶら

・オリーブオイル
・米油
・なたね油
・ひまわり油
・アーモンドに含まれる油

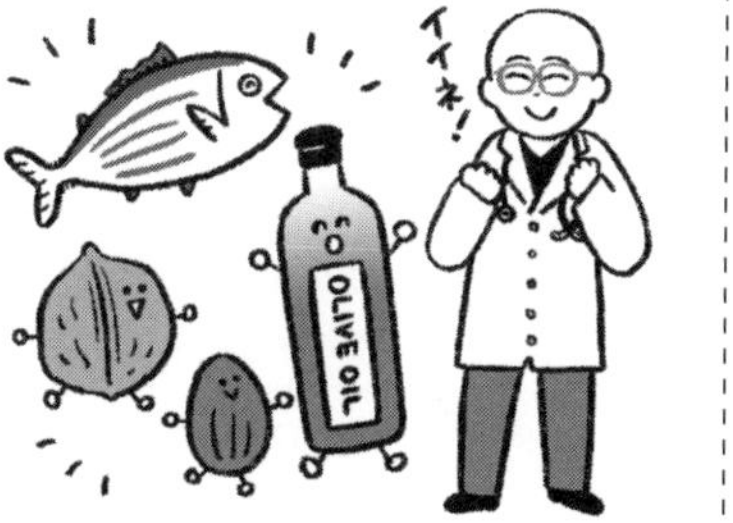

とりすぎに注意しましょう

オメガ6脂肪酸が多いあぶら

・サラダ油
・ごま油
・大豆油
・コーン油

飽和脂肪酸が多いあぶら

・ラード
・牛脂
・バター
・マーガリン

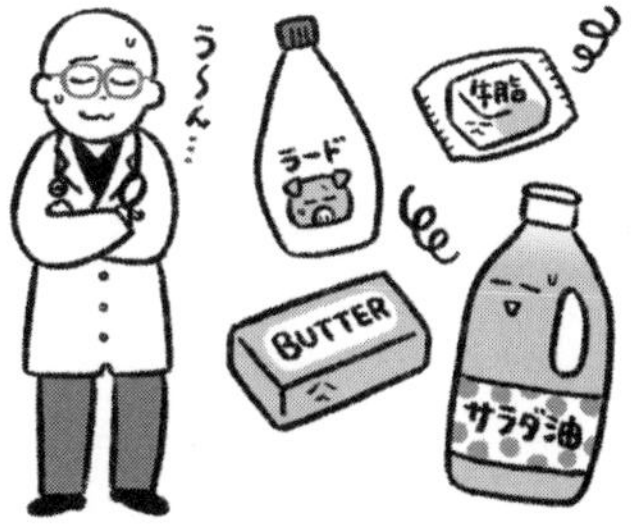

体の中が「鉄のように錆びていく」と、悪魔のあぶら達が凶悪化する

突然ですが、ここに**鉄でできたクルマ**があります。

年月が経過し、風化してボロボロ。

錆びによってブレーキ周りの部品が固まって、うまくブレーキが作動しません。**このままだと運転もままなりません。**

じつは、**そんな同じような状況があなたの体の中にも起きている**かもしれません。

この鉄に錆びができるように、**体内で錆びができていくことを、「酸化」といいます。**

原因は強い毒性をもつ**活性酸素**です。

私たちは呼吸することで体内に酸素をとり入れていますが、その酸素の約２％が活

性酸素という物質に変化します。活性酸素の本来の役割は、体内に侵入してきた病原菌やウイルスをその強い毒性で退治することです。

しかし、**増えすぎると、自分の細胞を攻撃する悪者に変貌**してしまいます。

活性酸素が増えすぎる要因は、ストレスや偏った食事、不健康な生活習慣、喫煙、飲酒、加齢、過労、肥満、紫外線、食品添加物など多岐にわたります。

この活性酸素、困ったことに、**悪玉（LDL）コレステロール・中性脂肪と非常に相性がよい**のです。

LDLコレステロールが「悪玉」といわれるのは、増えすぎることで血管の内壁にくっついてたまり、活性酸素と結びついて酸化するからです。酸化することで大きな塊になり、血管を狭く硬くすることで血液の流れを悪くし、動脈硬化を引き起こすと考えられています。

この凶悪化の片棒を担ぐのが、もうひとつの悪魔のあぶら、中性脂肪です。

というのは、**中性脂肪が増えると、ＬＤＬコレステロールよりも恐ろしい、小型のＬＤＬコレステロールを増やす**ことになるからです。小型のＬＤＬコレステロールは「超悪玉」と呼ばれており、通常のＬＤＬコレステロールよりも酸化しやすく、血液内に長くとどまるため、さらに動脈硬化を引き起こしやすくなってしまうのです。

ＬＤＬコレステロールが多い人の中でも、**小型のＬＤＬコレステロールが多い人は、心筋梗塞の発症リスクが3倍になる**という研究報告もあります。

この活性酸素の攻撃から身を守るために働いてくれるのが、**スープの3本柱の2つめ、ポリフェノール**です。

ポリフェノールは、おもに植物に含まれる苦味や色素の成分です。

ポリフェノールにはさまざまな健康効果があるといわれていますが、中でもよく知られているのが**抗酸化作用**です。

「あぶら」を落とすスープで期待するのもそこです。

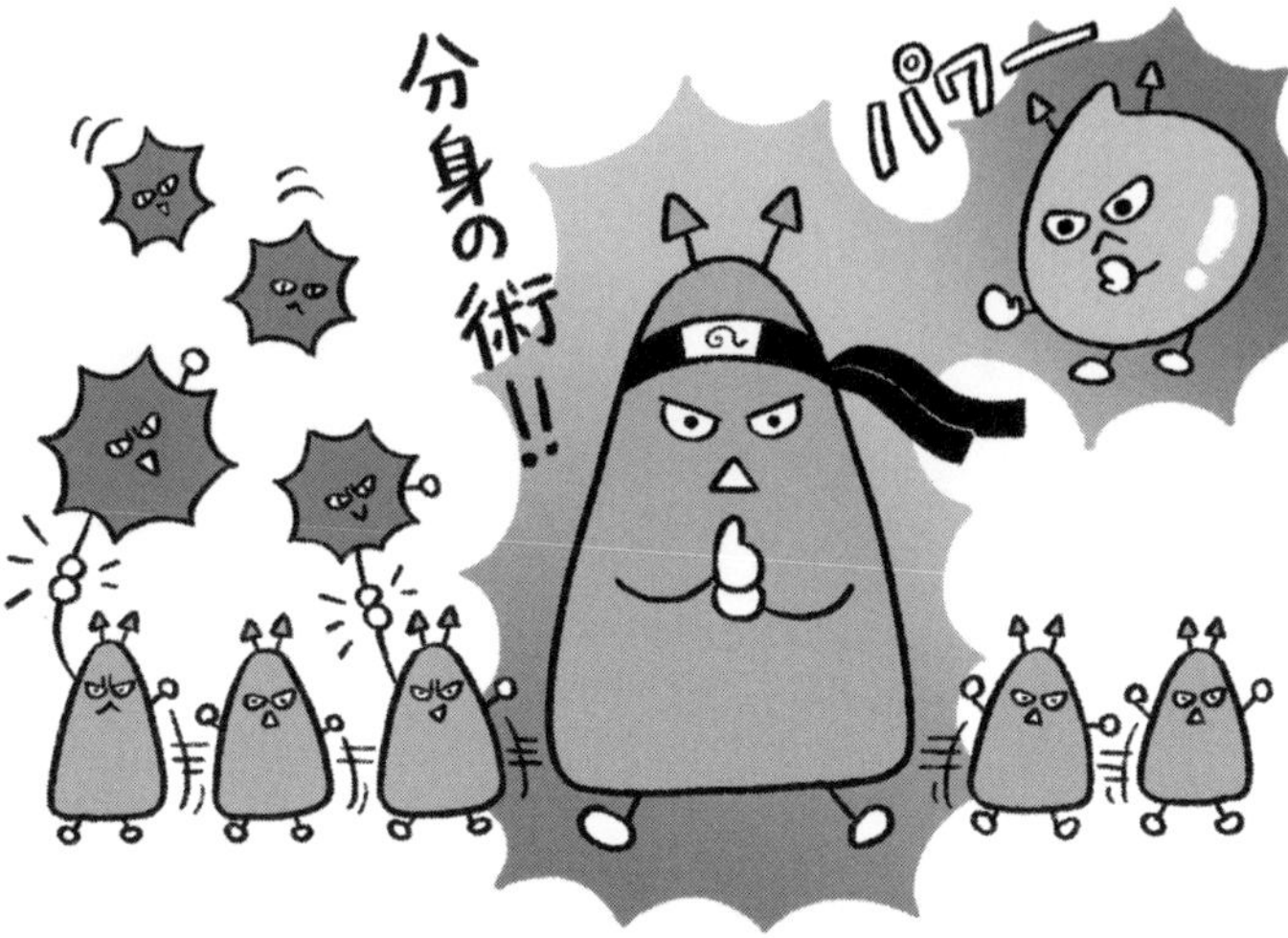

活性酸素が悪玉コレステロールと手を組むと、ミニサイズの悪玉コレステロールたちが増殖します。小型になった悪玉コレステロールたちはより危険な時限爆弾を血管の中に仕掛けていきます。

ポリフェノールは、**悪魔のあぶらが酸化によって凶悪化するもととなる活性酸素を食べてくれます。**

酸化を防ぐことができれば、LDLコレステロールが悪玉呼ばわりされることはありません。

それどころか、「あぶら」を落とすスープで悪魔のあぶらを落とし、たまらないようになれば、もはや悪玉ではなく体にとって必要なコレステロールになります。

悪役になりがちなLDLコレステロールですが、肝臓で作られたコレステロールを全身に運ぶ役割があります。その役割をまっとうできるということです。

ちなみに、血液内に漂っている余分なコレステロールを回収する働きがあるのが、HDLコレステロールです。こちらは体によいことをしているということで、善玉コレステロールと呼ばれています。

LDLコレステロールを悪玉にしない力をもつのがポリフェノールです。ポリフェノールは5000種類以上もありますが、中でも酸化を防ぐ（抗酸化）作用が強いといわれるのが、次のようなポリフェノールです。

・**レスベラトロール…** ブドウの皮や赤ワインに含まれます。
・**カテキン…** 緑茶に多く含まれている成分で、とくにエピガロカテキンガレート（EGCG）は、強力な抗酸化作用をもつといわれます。

・**ケルセチン…**玉ねぎや茶葉、りんごなどに含まれます。
・**オレウロペイン…**オリーブオイルに含まれます。
・**大豆イソフラボン…**大豆や大豆製品に含まれます。
・**ショウガオール…**しょうがに含まれます。
・**アントシアニン…**ブルーベリーやブラックベリー、チェリーなどに含まれます。
・**クルクミン…**ウコンに含まれます。
・**フェルラ酸…**玄米や米ぬかに含まれます。

「あぶら」を落とすスープでは、この代表的なポリフェノールを含む食材をいくつか使用しています。1日1杯のスープで、悪魔のあぶらを落とすだけでなく、凶悪化もきっちり防ぎましょう。

「りんご酢パワー」で体内をスッキリ浄化！

3本柱の最後は、酢です。

古くから調味料として使われてきた酢ですが、健康によいとして注目されている成分は、酢の主成分である**「酢酸」と「クエン酸」**です。

たとえば、酢酸には食後の血糖値の急激な上昇を抑え、血圧を低下させる効果があるといわれています。

とくに酢酸の悪魔のあぶらを減らす効果は抜群で、**脂肪の合成を抑えるとともに、脂肪燃焼を促進する作用がある**といわれています。その結果、**間接的に悪玉コレステロールを減らすことができる**と考えられています。

クエン酸には新陳代謝を促進して疲労物質である乳酸を体内で分解する働きがあるため、疲労回復を助けます。

さまざまな効果を期待できる酢の中でも、私が強くおすすめするのが**「りんご酢」**です。「あぶら」を落とすスープにも使用しています。

りんご酢は、果実を原料とする酢（果実酢）の一種で、りんご果実のフルーティな酸味で飲みやすいのが特徴です。米や大麦などの穀物が原料の酢と異なり、水や炭酸水などを加えれば、美味しい飲み物としても楽しめます。

さらに、**りんご酢は普通のお酢よりもすごいパワーを秘めています。**

それが、**「りんごポリフェノール」という成分**です。

このポリフェノールが秀逸なのです。

最近の研究では、**長寿遺伝子を活性化させて寿命を延ばす作用がある**と発表されています。長寿遺伝子とは老化のプロセスに関わる遺伝子のことで、**活性化すると老化**

を遅らせることができるのではないかと考えられています。

この長寿遺伝子を活性化させる成分として知られているのは、赤ワインやブドウの皮などに含まれているレスベラトロールですが、りんごに含まれるポリフェノールも似たような働きをすることがわかっています。

もちろん、ほかのポリフェノールと同じように、**強い抗酸化力をもち、悪魔のあぶらの凶悪化を防いでくれます。**

さらに、強い抗酸化作用があるビタミンEの消耗を防いだり、脂肪の吸収を抑制したりする効果があることが動物実験でわかっています。

いよいよ第3章では、「あぶら」を落とすスープの作り方と、スープの素を使ったアレンジレシピを紹介します。

第3章

悪いあぶらを流しとる!「あぶら」を落とすスープを飲んでみよう!

美味しくて体にいい!
いうことなしの「あぶら」を落とすスープで
いつもの食事を
特別なひとときにしましょう。

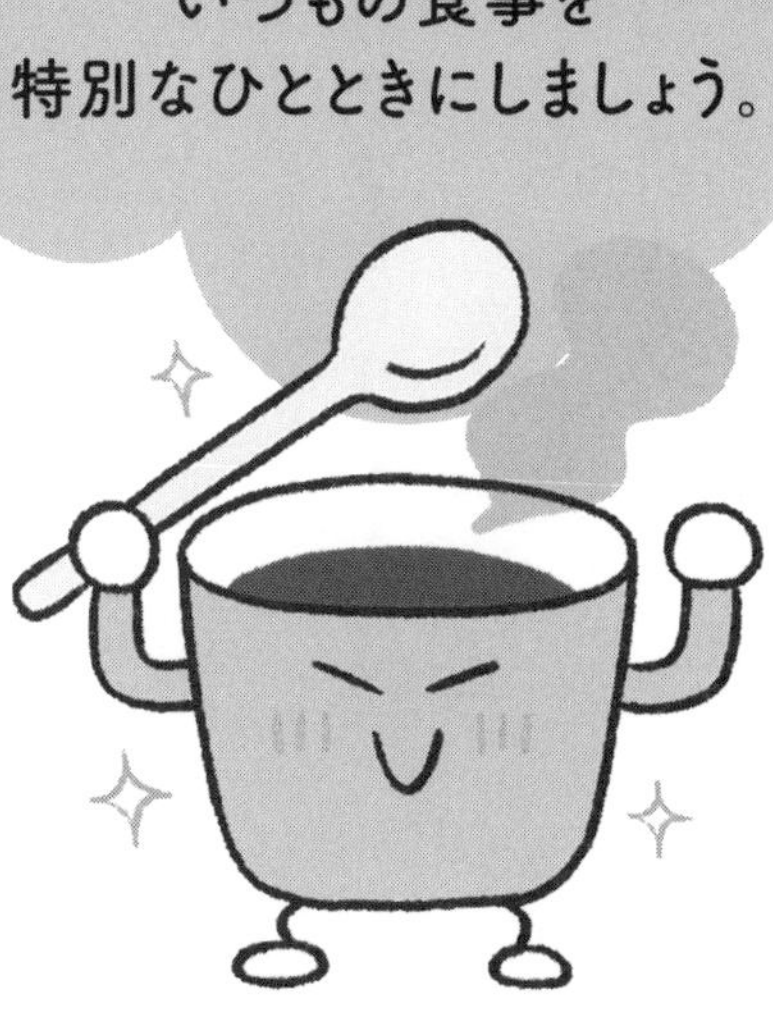

美味しいものを食べる幸福感と健康になれる喜びを味わえるスープです！

「悪魔のあぶら」がたまってしまいそうな食べ物とわかっていても食べたい気持ちを抑えられない。その気持ちはよくわかります。

かくいう私も大のラーメン好き。あぶらコテコテの豚骨ラーメンには目がありません。「〝悪いあぶら〟がたまるよなぁ」とわかってはいるものの、その魅力には抗えず……。気づいたら完食！　そして、後悔の嵐といったことがよくあります。

私と同じような悩みを抱えるみなさんにも、長く続けてもらえる健康づくりに役立つ食べ物とは？　考えあぐねた結果、導き出した答えは……

「いくら体によくても美味しくないとダメだ」ということです。

もちろん、食べるのが好きではない方でも、美味しくなければ続けられないはずです。「薬だと思って飲んでください」といわれたところで、本物の薬でもない食べ物をがまんして食べ続けられるわけがありません。

そして、試行錯誤を繰り返したすえに完成したのが「あぶら」を落とすスープです。これから、**私の自信作の作り方をご紹介します。モニターさんたちも大絶賛**のスープの美味しさと効果を実感してください。

1日1杯、まずは2週間 医師である私が 自信をもっておすすめする 「あぶら」を落とすスープを 飲み続けてください

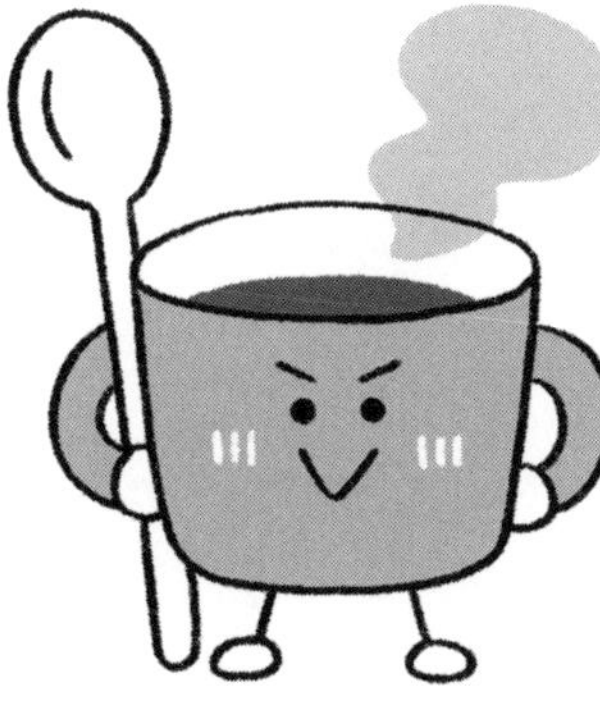

あらゆるシーンで大活躍！

朝食のプラス一品に

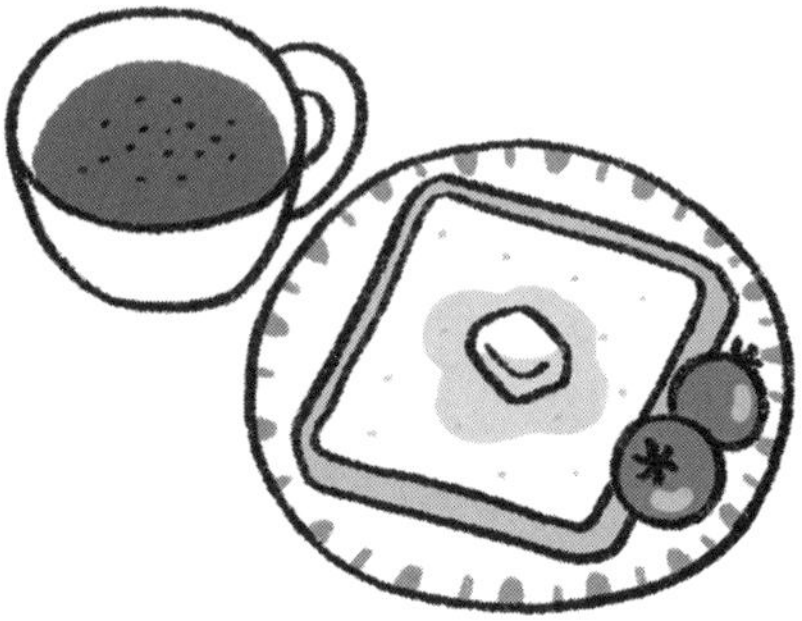

朝食を抜いたり、軽くすましてしまいがちという方には朝に飲むのがおすすめです。ごはんでもパンでも相性のよい味つけなので、みそ汁やカップスープがわりに飲むことができます。

小腹が空いたときに

カロリー控えめで栄養バランスにもすぐれているため、小腹が空いたときの軽食にも最適です。とくに、栄養の偏りが気になる人には、おやつがわりに飲むと栄養バランスが整います。

夜食がどうしても食べたいときに

おなかが空くと眠れない、でも、夜食を食べると太ってしまう……。そんなときにもカロリー控えめな「あぶら」を落とすスープなら安心です。おなかにもやさしいので、睡眠の質を低下させることもありません。

食事の前に

食事をする前に飲むことで血糖値の上昇をおだやかにすることができます。かつお節に含まれる、うま味成分である「ヒスチジン」が脳内の満腹中枢を刺激し食欲をセーブしてくれます。スープでおなかが満たされるため、食べすぎも防げます。

お酒を飲む前に

お酒を飲む前に飲めばアルコールの吸収をおだやかにし、悪酔いを防げます。また、糖質や脂質の吸収を抑えてくれるため、糖質や脂質の多いおつまみが好きな人にもはとくにおすすめです。

「あぶら」を落とすスープは

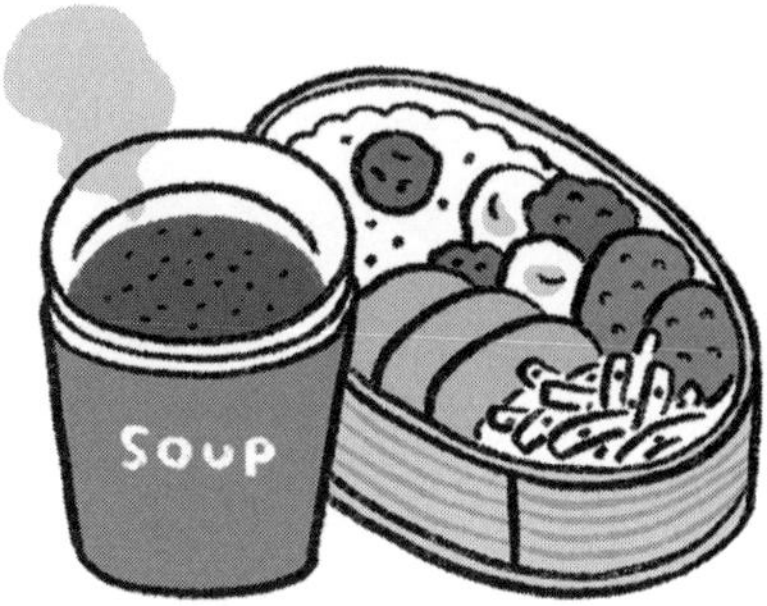

食欲がないときに

りんご酢に含まれる酢酸やクエン酸、りんご酸には胃酸の分泌を促し、消化や吸収を助ける働きがあり、食欲がないときには最適です。「酸」と聞くと、「胃を荒らすかも？」と思われるかもしれませんが、スープにはいろいろな食材とともにりんご酢が使われているため、おなかにもやさしくいただくことができます。

ランチタイムに

スープジャーに入れてお弁当のお供に。電子レンジまたは鍋で少し熱めに加熱してスープジャーに入れましょう。キューブのままもって行って飲むときにお湯を注いでも。

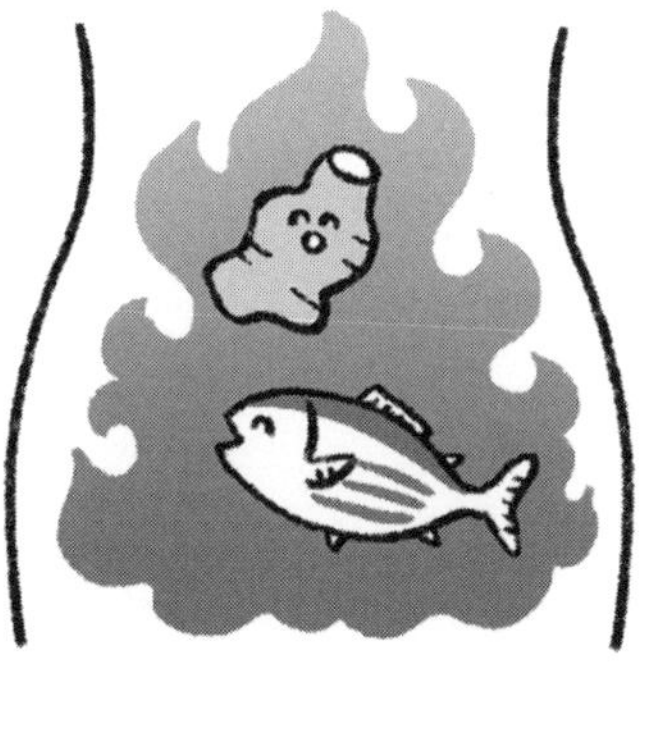

ダイエット中に

低カロリーで栄養価の高い「あぶら」を落とすスープを飲めば、ダイエット中の栄養不足が防げます。また、かつお粉のうま味成分であるイノシン酸やしょうがのショウガオール、カテキンなど、代謝を高めてダイエットをサポートする成分もたっぷり含まれています。

1日1杯スープを飲んで血液と体にたまった悪魔の「あぶら」をスッキリ落としましょう。

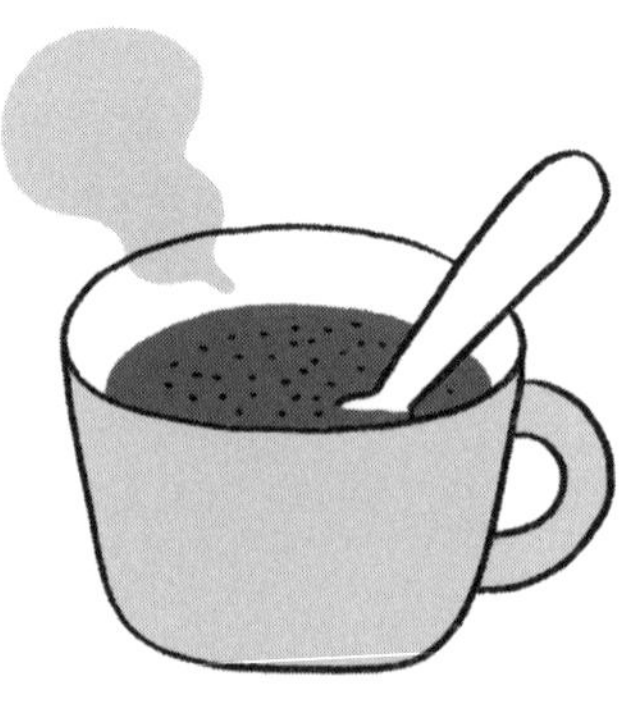

「あぶら」を落とすスープ習慣をつけて凶悪な「あぶら」を流しましょう!

たった3ステップで完成！

「あぶら」を落とすスープの素

ステップ 1

しょうが、玉ねぎをすりおろす

ステップ 2

材料を混ぜ合わせる

ステップ 3

冷凍庫で凍らせる

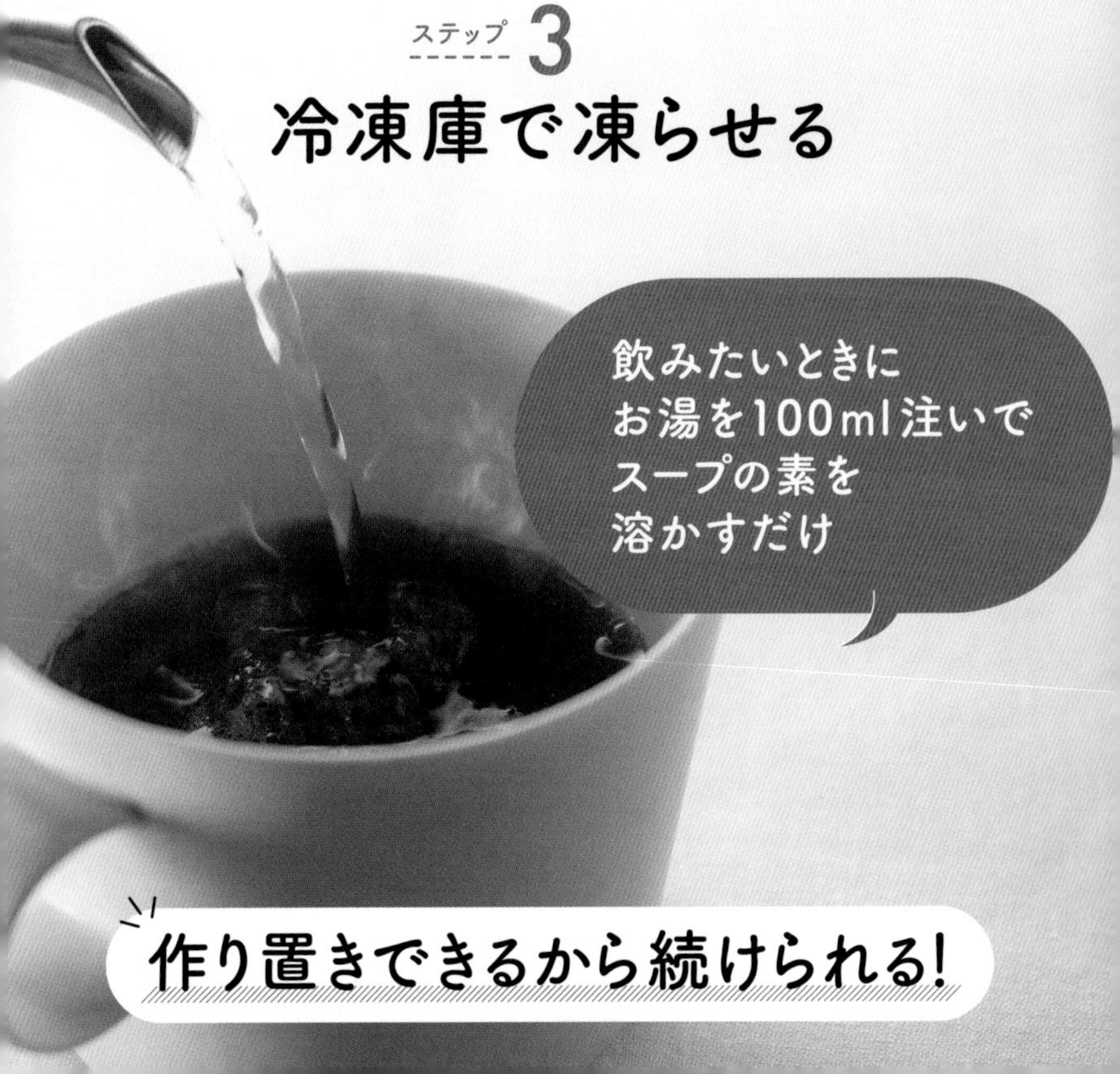

飲みたいときに
お湯を100ml注いで
スープの素を
溶かすだけ

作り置きできるから続けられる！

「あぶら」を落とすスープの素の作り方

材料

（10食分）

かつお粉…50g
黒すりごま…大さじ3（18g）
エキストラバージンオリーブオイル
…大さじ2（24g）
りんご酢…大さじ1（15g）
粉末緑茶…大さじ2（約7.2g）
しょうゆ…70g
玉ねぎ…1個（200g）
しょうが…20g

1杯あたりの栄養成分

エネルギー........63kcal
たんぱく質........4.7g
脂質................3.5g
炭水化物..........2.3g
食塩相当量.......1.1g

調理時間 約10分

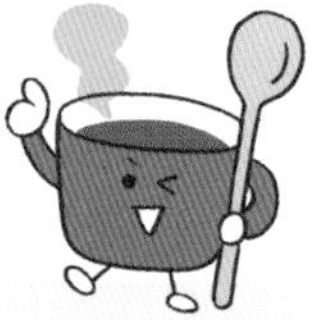

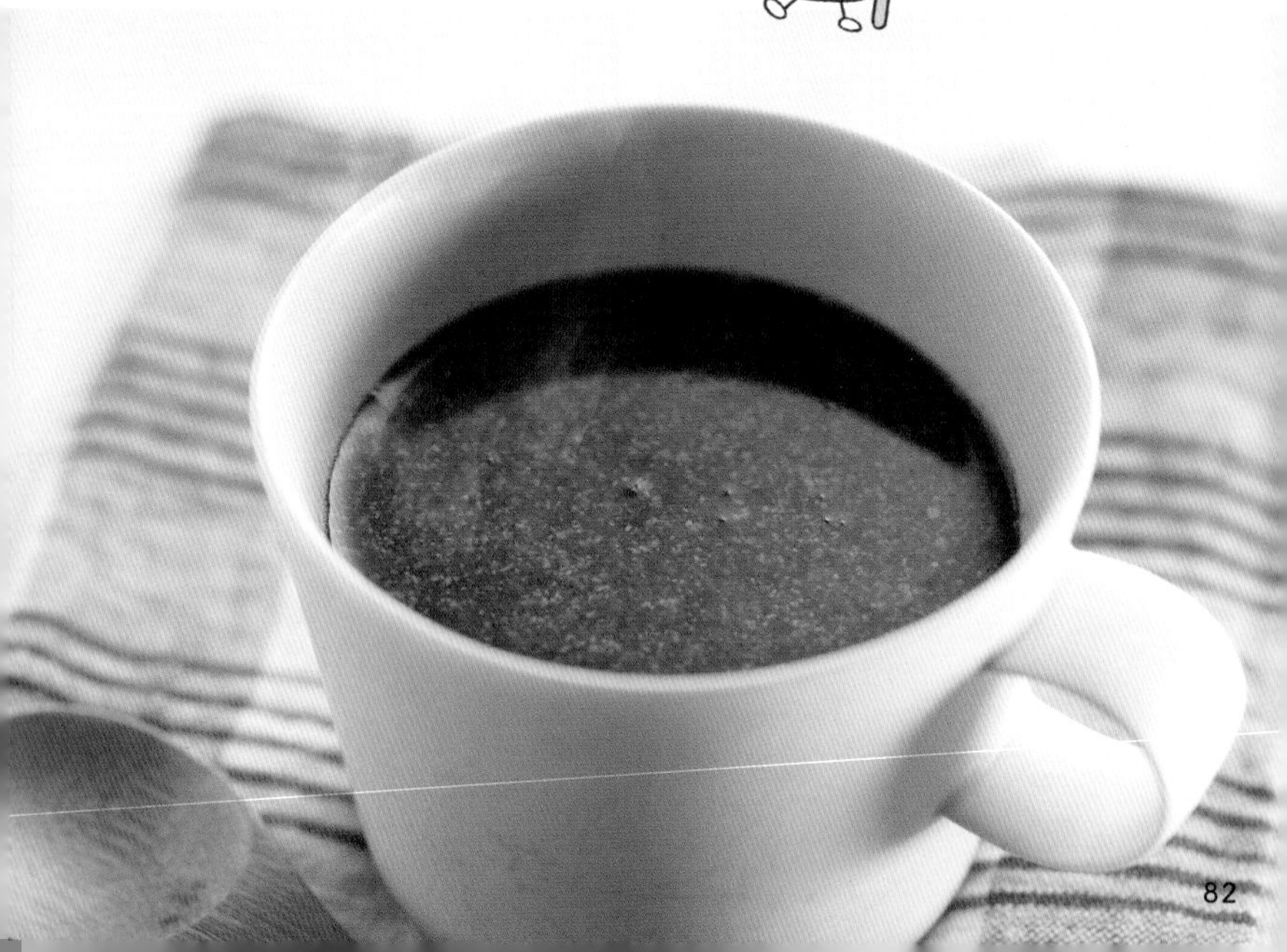

作り方は超簡単！

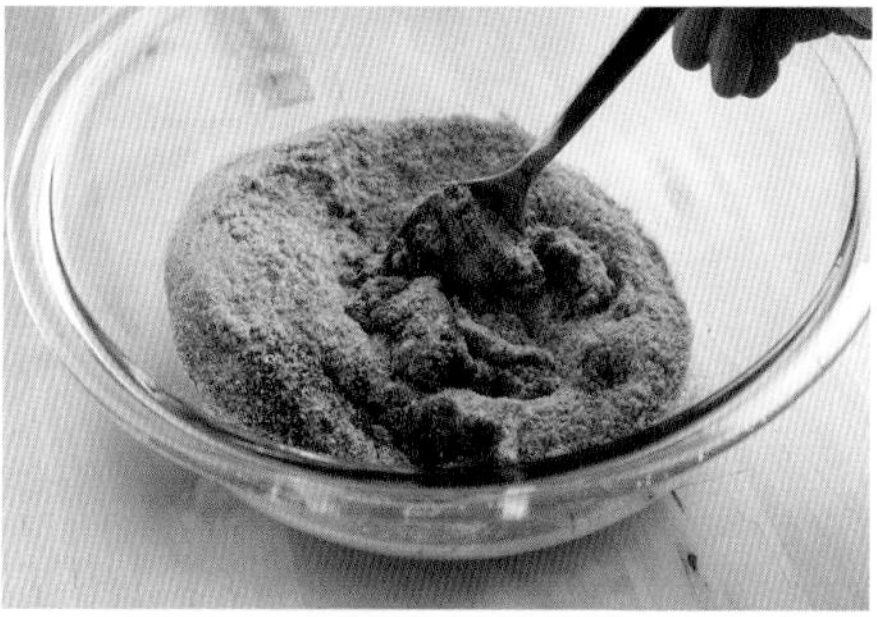

1

かつお粉、黒すりごま、エキストラバージンオリーブオイル、りんご酢、粉末緑茶、しょうゆをボウルに入れてよく混ぜる。

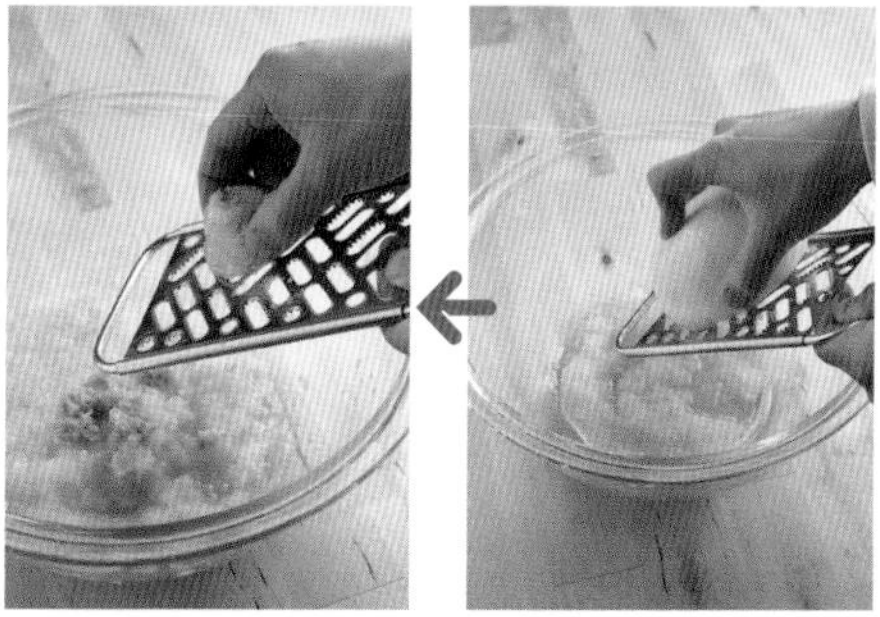

2

玉ねぎをすりおろし、さらにしょうがをすりおろす。

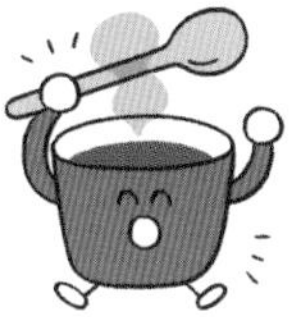

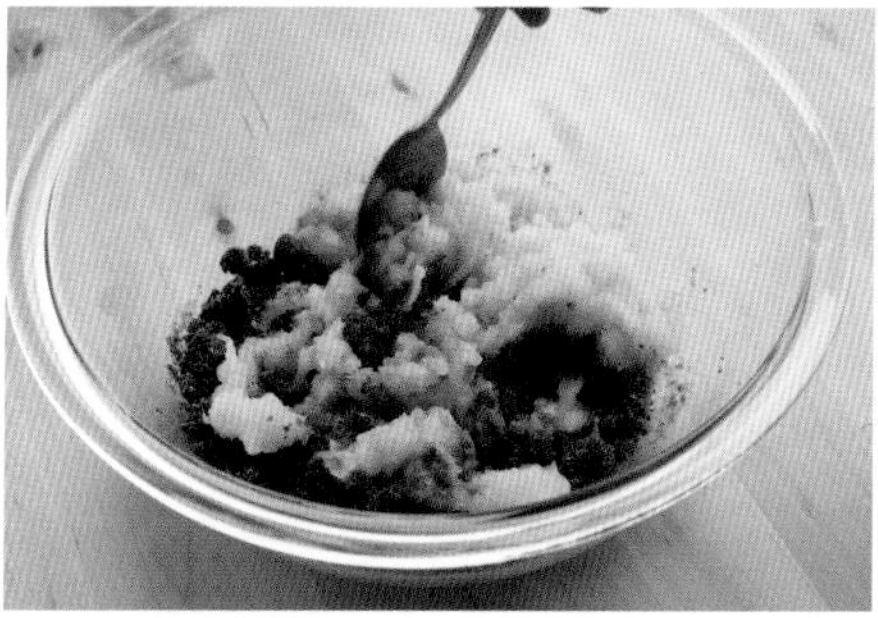

3

1に2を入れてよく混ぜる。

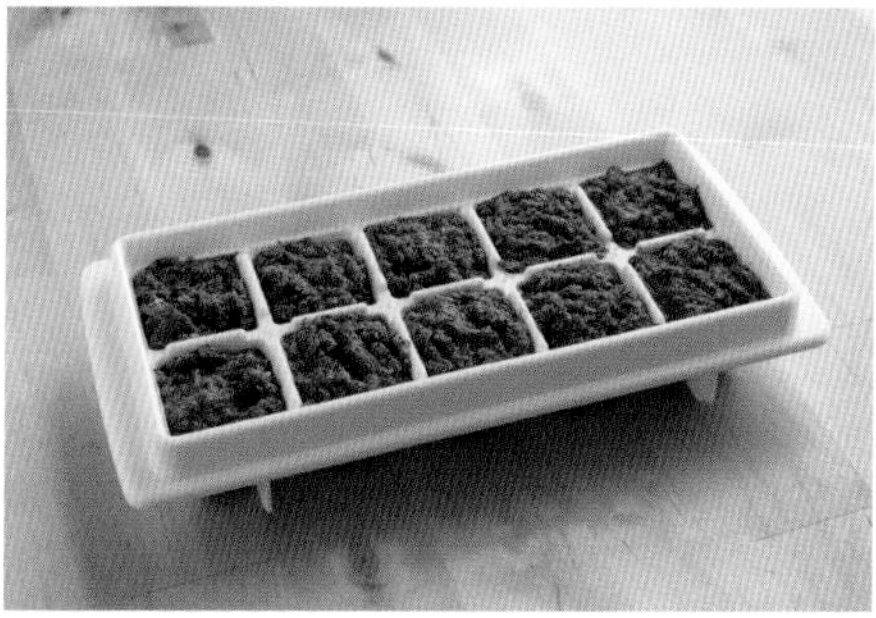

4

3を製氷皿に詰めて冷凍庫へ（臭い移りが気になる場合は、ラップを被せる）。

＼ 几帳面さん、スボラさんにも対応！ ／

保存方法は2パターン

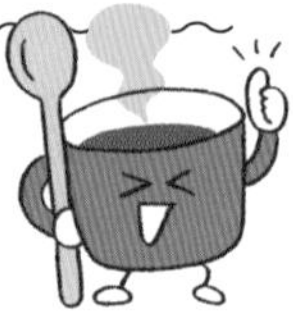

パターン 1

分量を計る手間なし

1キューブ約40g

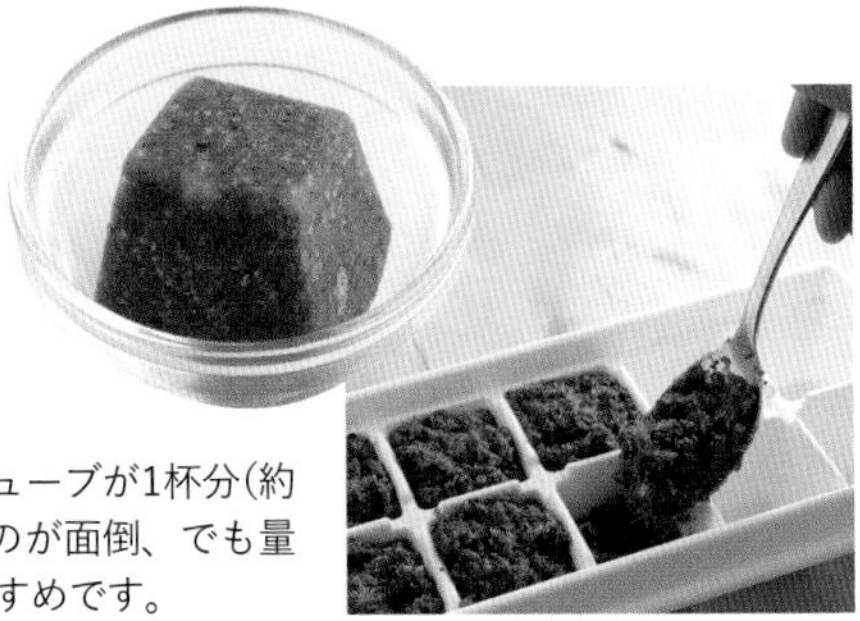

10個分の製氷皿（サイズの目安：縦約35mm×横約40mm×深さ約35mm）を使用すると1キューブが1杯分（約40g）となります。計るのが面倒、でも量は正確にしたい人におすすめです。

パターン 2

まとめて作りたいときや製氷器詰めが面倒なときに

まとめて作りたい、製氷器に詰めるのが面倒な人におすすめなのが冷凍保存袋に入れて保存する方法。材料を冷凍保存袋に入れて全体を薄く平らにして冷凍しましょう。使用するときには袋の上から手で割ってとり出し、約40gを計量して使用します。

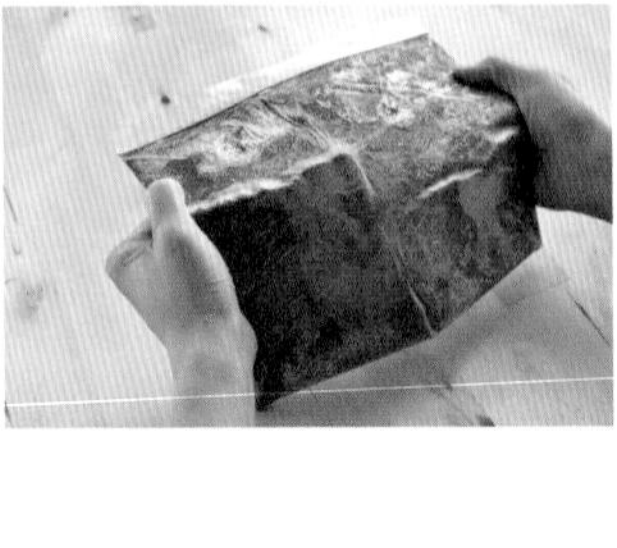

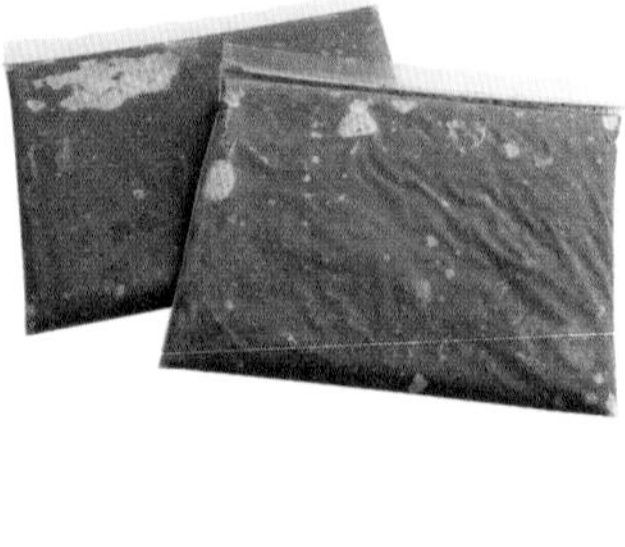

お好みで

解凍方法を選べます!

1 忙しい方&猫舌さんに

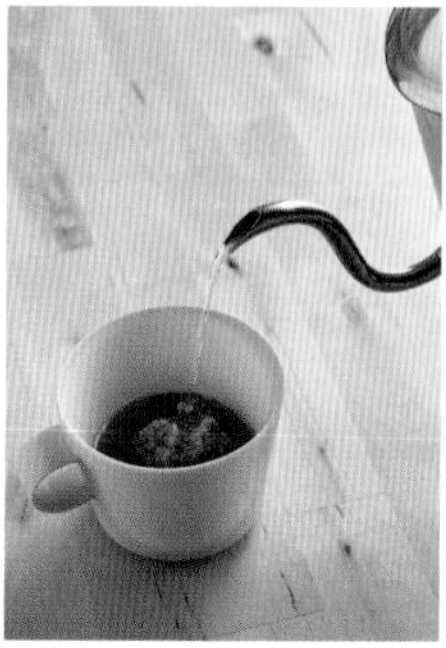

スープの素にお湯を100ml注いでよく混ぜるだけでOK。若干「ぬるめ」になりますが、手軽に作ることができるため、時間がないときにおすすめです。この解凍方法の場合、必ず沸騰させたお湯を使用してください。

美味しく飲むための注意点

沸騰したお湯を使う

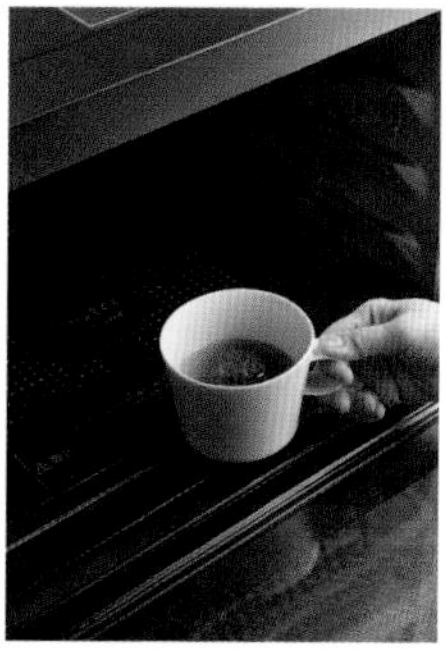

2 「やっぱりスープは熱々がイチバン!」な方に

スープの素と水100mlを耐熱容器に入れてラップをして電子レンジ(600W)で約1分30秒ほど加熱してよく混ぜ溶かします。熱々が飲みたいとき、スープジャーに入れて携帯するときにおすすめです。

栄養価を損なわない加熱時間の目安

600W⇒約1分30秒、500W⇒約1分50秒

3 「家族みんなで飲みたい」という方に

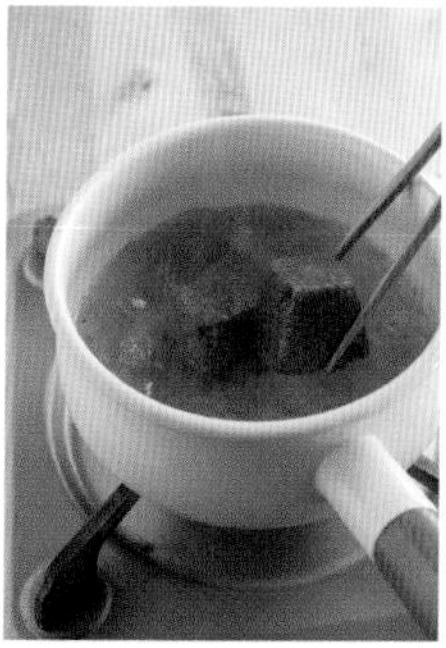

人数分のスープの素と水を鍋に入れてひと煮立ちさせながらよく混ぜ溶かします。何人分かを一度に作りたいとき、スープジャーに入れて携帯するときにおすすめです。加熱しすぎると栄養価が損なわれてしまうことがあるので、グツグツと煮詰めないほうがおすすめです。

栄養価を損なわないための注意点

ひと煮立ちしたら火を止める

「あぶら」を落とすパワフル食材がたっぷりとれるスープです!

玉ねぎ

硫化アリル

ケルセチン

玉ねぎの刺激臭のもととなる成分である硫化アリルや、玉ねぎに多く含まれる抗酸化物質であるケルセチンには、中性脂肪や悪玉コレステロールの代謝を促し、血液をサラサラにする効果があります。

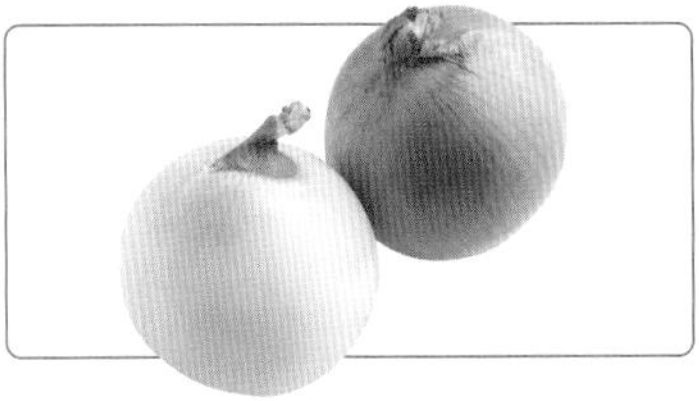

かつお粉

EPA/DHA(オメガ3脂肪酸)

たんぱく質

かつお粉に含まれるEPA・DHAというオメガ3脂肪酸に分類されるあぶらには血液中の中性脂肪を低下させ、体脂肪を減らす作用があります。また、不足しがちなたんぱく質も豊富に含まれています。

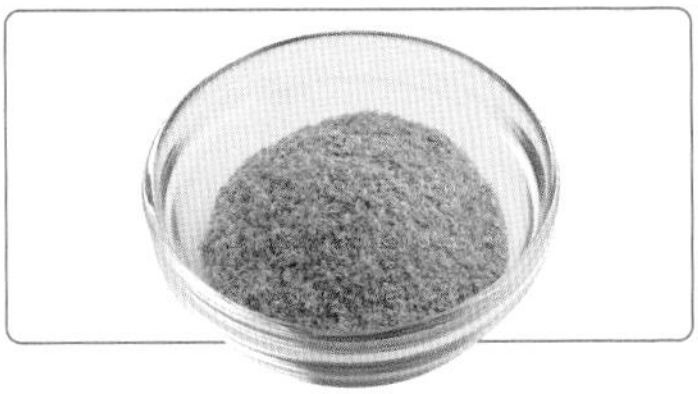

黒すりごま

セサミン

ビタミンE

ごまの成分であるゴマリグナンに含まれるセサミンには、非常に強力な抗酸化物質であるビタミンEの活性を高める効果があります。また、セサミンには血圧を下げる効果もあります。

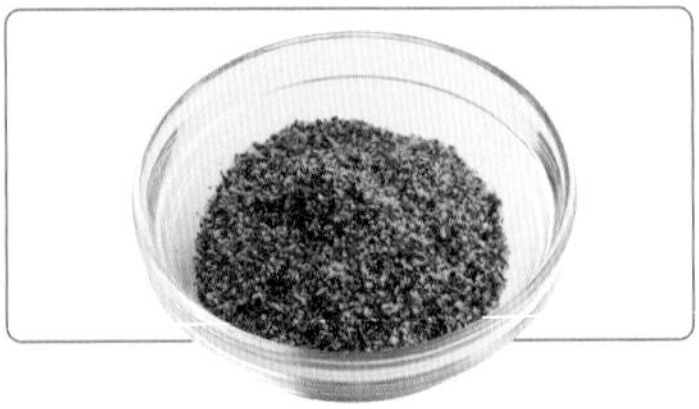

しょうゆ

サポニン

イソフラボン

しょうゆの主原料、大豆に含まれているポリフェノールの一種であるイソフラボンとサポニンは、悪玉コレステロールの酸化を防ぎ、血液中の余分なあぶらをきれいに流してくれます。

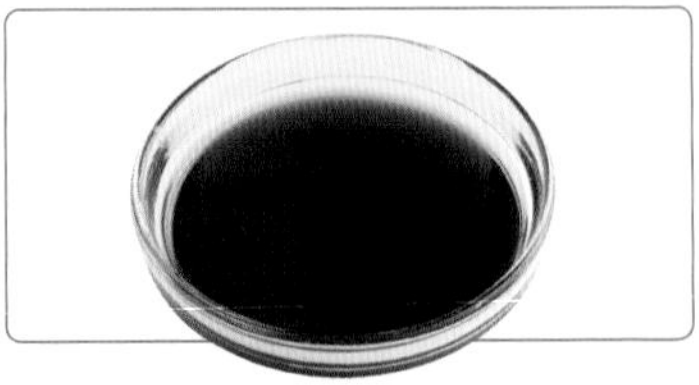

「あぶら」を落とすスープの素を使った
アレンジレシピは次のページから！

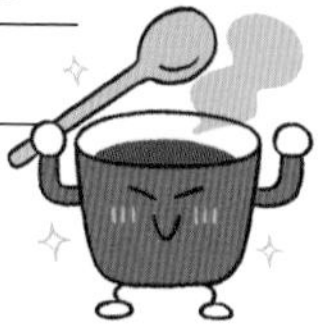

エキストラバージンオリーブオイル

オメガ9脂肪酸

ポリフェノール

エキストラバージンオリーブオイルに含まれる脂肪酸の約70～80％は、オメガ9脂肪酸に分類されるオレイン酸です。また、活性酸素の除去作用をもつポリフェノールもたっぷり含まれています。

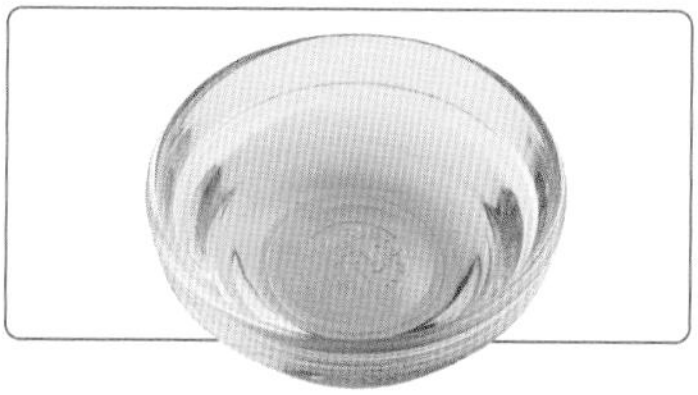

りんご酢

酢酸

クエン酸

りんごポリフェノール

りんご酢に含まれる酢酸は、急激な血糖値の上昇を抑えて高血糖や肥満の改善につながるほか、脂肪燃焼を促します。また、りんごポリフェノールの抗酸化力はセサミンの約17倍といわれています。

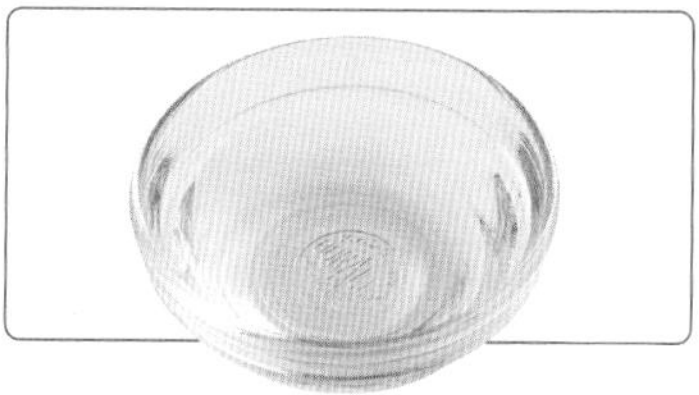

粉末緑茶

カテキン

お茶の渋味や苦み成分であるポリフェノールの一種であるカテキンには、体の酸化を防ぐ、悪玉コレステロールを減らす、血糖値の上昇を抑えるなど、さまざまな健康効果があることが知られています。

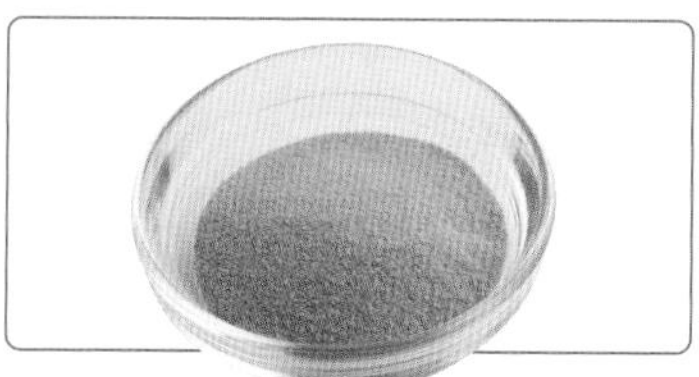

しょうが

ジンゲロール

しょうがの辛み成分であるジンゲロール（加熱したときはショウガオール）は血行をよくし、代謝を高めて脂肪の分解や排出を促します。また、腸の働きをよくする作用もあります。

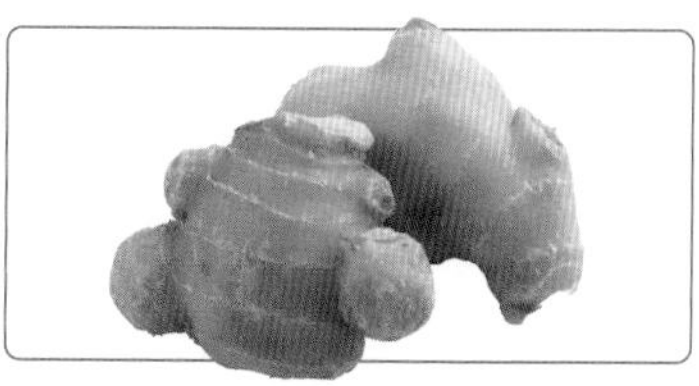

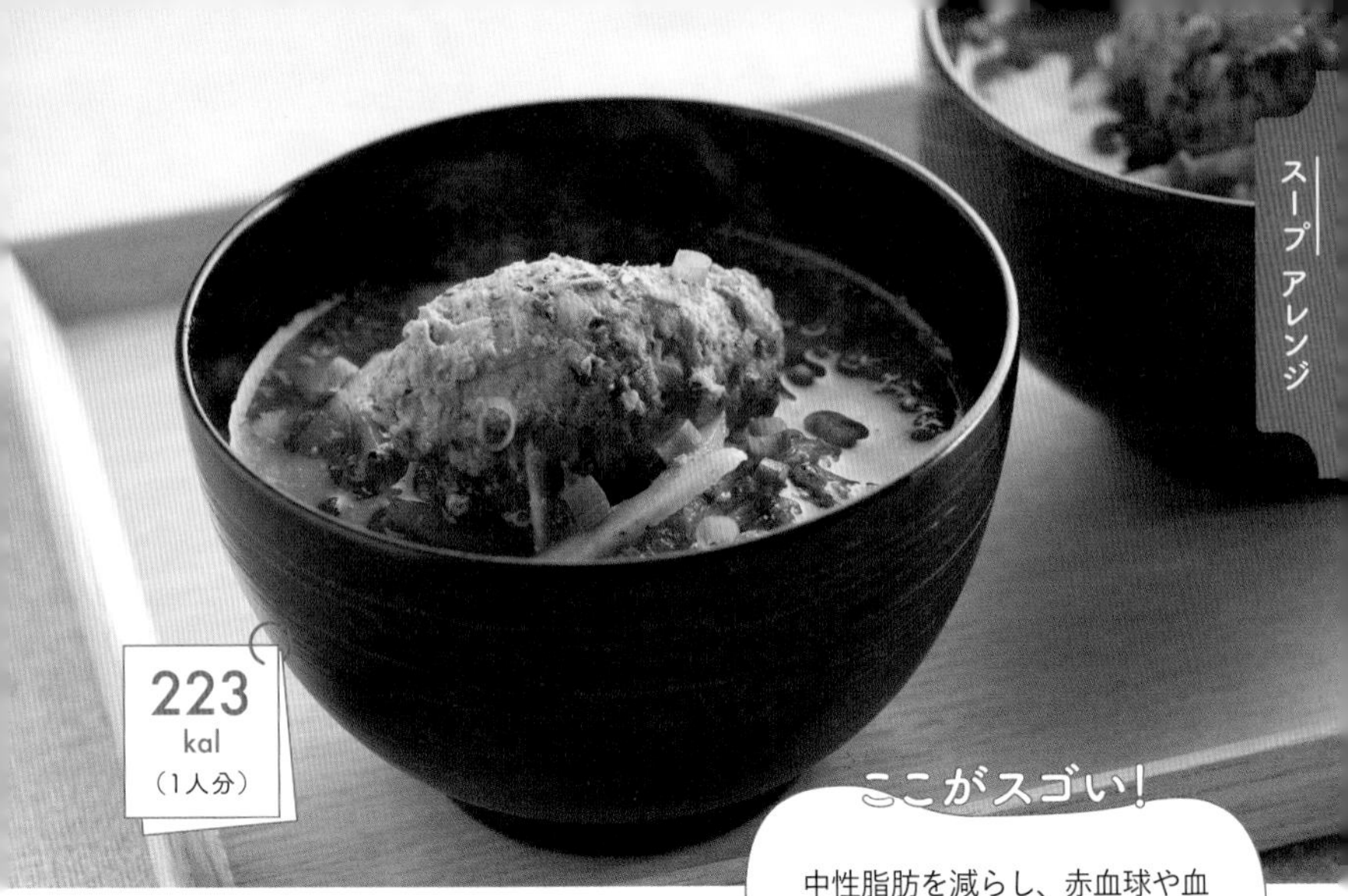

223
kal
（1人分）

EPA・DHA＆硫化アリルの
ダブルで血液もサラサラ

つみれ汁

ここがスゴい！

中性脂肪を減らし、赤血球や血小板に働きかけて血流をよくするEPA・DHAを豊富に含むあじに加えて、動脈硬化や血管の詰まりを予防する硫化アリルを豊富に含むねぎをたっぷり使ったつみれで、血液サラサラ。

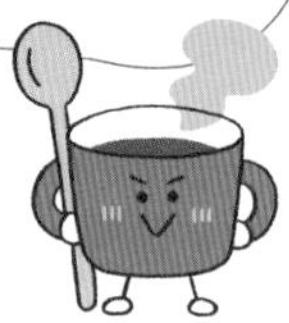

作り方

1. あじをミキサーやすり鉢でねっとりするまでつぶす（ミキサーやすり鉢がない場合は、包丁でねっとりするまで叩く）。ねぎとしょうがはみじん切り、ごぼうはささがきにしてサッと水洗いをする。
2. 「あぶら」を落とすスープの素1個を電子レンジで解凍（600W約30秒、500W約40秒）し、あじ、ねぎ、しょうが、卵をよく混ぜ合わせてタネを作る。
3. 鍋に水とごぼうを入れてひと煮立ちさせ、スプーンを使って2を落として火が通るまで3～4分ほど蓋をして煮る。
4. 「あぶら」を落とすスープの素の残り1つを入れて溶かし、全体がなじんだら完成。器に盛りつけて、あれば小口切りにした小ねぎを散らす。

材料

（2人分）

あじ（3枚おろし、お刺身でもOK。いわしやさばで代用可）…中2尾分（約180g）
ねぎ…30g
しょうが…1かけ
卵…1個
水…1と1/2カップ
ごぼう…60g
「あぶら」を落とすスープの素…2個
小ねぎ…適宜

食欲がないときでも
ひんやりスープで栄養補給

冷や汁風

材料

（2人分）

きゅうり…1本
みょうが…2本
大葉…4枚
「あぶら」を落とすスープの素
…1個
A
- みそ…小さじ2
- 黒すりごま…大さじ2
- さば水煮缶の汁…大さじ1

水…1と1/2カップ
さばの水煮缶…100g

作り方

1. きゅうりとみょうがは小口切り、大葉は粗みじんに刻む。

2. ボウルに電子レンジで解凍（600W約30秒、500W約40秒）した「あぶら」を落とすスープの素とAを入れて混ぜ合わせ、水を少しずつ入れながらなじませて1とさばの水煮を入れる。

※すぐに食べても美味しいが、30分ほど冷蔵庫でなじませてから食べるとより美味。もち麦ごはんや玄米ごはんなどを入れて食物繊維、ビタミン類をプラスして食べるのもおすすめ。

ここがスゴい！

さば缶を使ったひんやりスープ。冷や汁は消化がよいため、胃腸が弱っていたり、食欲が落ちているときでもさらっと食べられます。さば缶なら、不足しがちなたんぱく質もビタミンも、しっかりとれます。

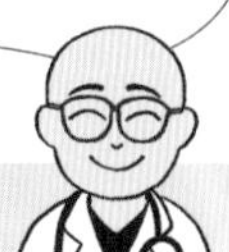

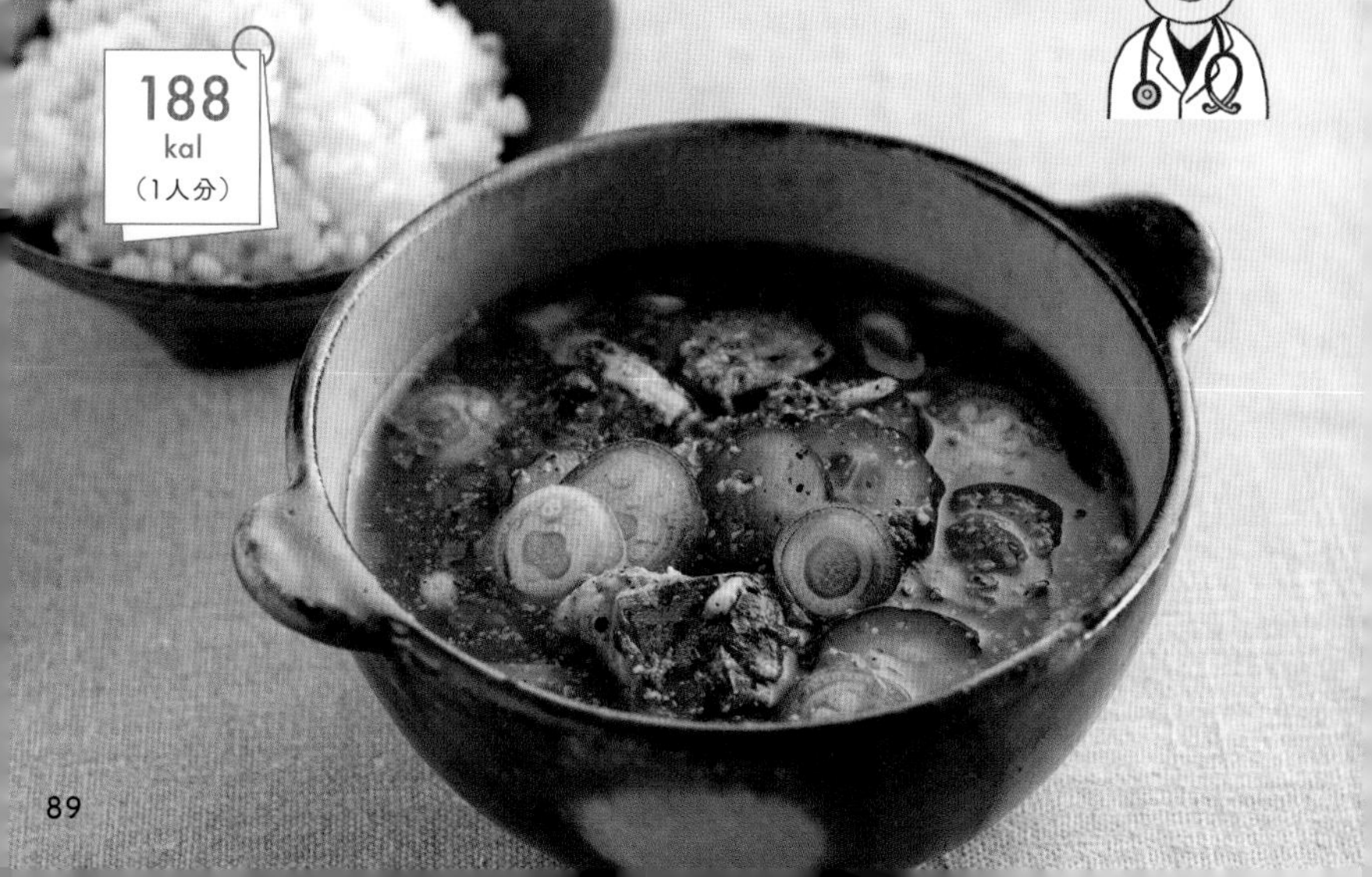

188
kal
（1人分）

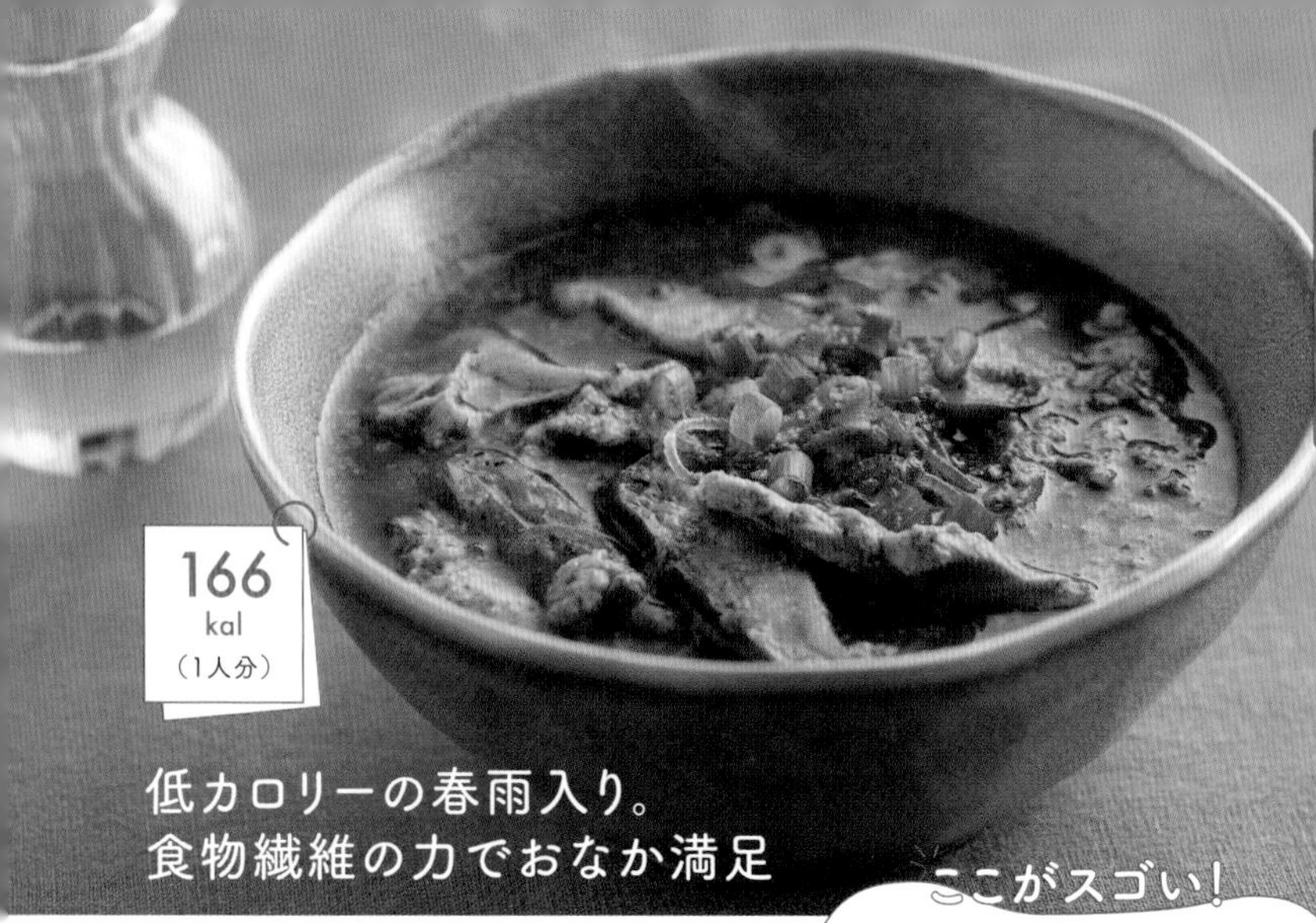

166
kal
（1人分）

低カロリーの春雨入り。
食物繊維の力でおなか満足

春雨入り サンラータン

ここがスゴい！

酸味が食欲を刺激するサンラータンに、低カロリーの春雨。春雨なら食物繊維の力で血糖値の急上昇を抑えながらエネルギー源となる炭水化物をとれるため、悪魔のあぶらを落としながら、おなかもしっかり満たされます。

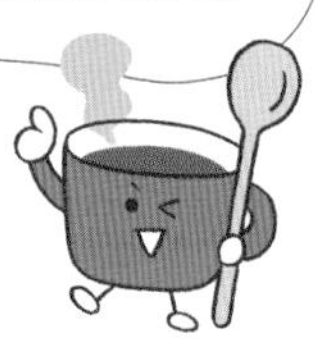

作り方

1. しいたけは石づきを除いて薄切り、ねぎは斜め薄切り、しょうがは千切りにする。鶏むね肉は線維に沿って細切りにする。
2. 鍋にしいたけ、ねぎ、しょうが、水を入れてひと煮立ちさせ、鶏むね肉を加えて1～2分ほど煮込んで火を通し、春雨を加えてなじませ、さらに1分ほど煮込む。
3. 「あぶら」を落とすスープの素を入れて溶かし、ひと煮立ちしたら溶いた卵を流し入れて固まったら火を止める。あれば小口切りにした小ねぎを散らす。仕上げに酢をたらす。

材料

（2人分）

しいたけ…2枚
ねぎ…30g
しょうが…1かけ
鶏むね肉（皮なし）…70g
水…2カップ
春雨…10g
「あぶら」を落とすスープの素…2個
卵…1個
（あれば）小ねぎ…適宜
酢…お好みの量

高たんぱくの
豆腐をピリ辛スープで!

純豆腐チゲ風

材料

（2人分）

木綿豆腐…100g
キャベツ…80g
にら…30g
水…1と1/2カップ
キムチ…80g
シーフードミックス…100g
「あぶら」を落とすスープの素…2個

作り方

1. 木綿豆腐は大きめにちぎる。キャベツは3cm幅のざく切り、にらは3cm幅に切る。
2. 鍋に水とキムチを入れてひと煮立ちさせ、木綿豆腐、キャベツ、シーフードミックスを入れて蓋をして火が通るまで煮て「あぶら」を落とすスープの素を入れてひと煮立ちさせ、火を止める。
3. にらを入れてサッと混ぜて器に盛りつける。お好みで卵を落としてお好みの硬さに加熱しても美味。

ここがスゴい!

韓国料理で人気の純豆腐(スンドゥブチゲ)。豊富に含まれているたんぱく質に加えて、カルシウム、マグネシウム、鉄、ビタミンB群などビタミン、ミネラルが含まれる豆腐を、ピリ辛スープでいただきましょう。

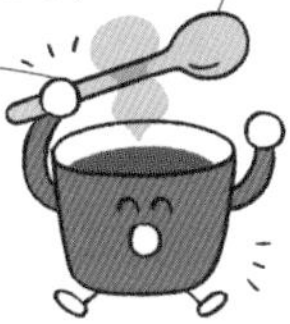

157
kal
（1人分）

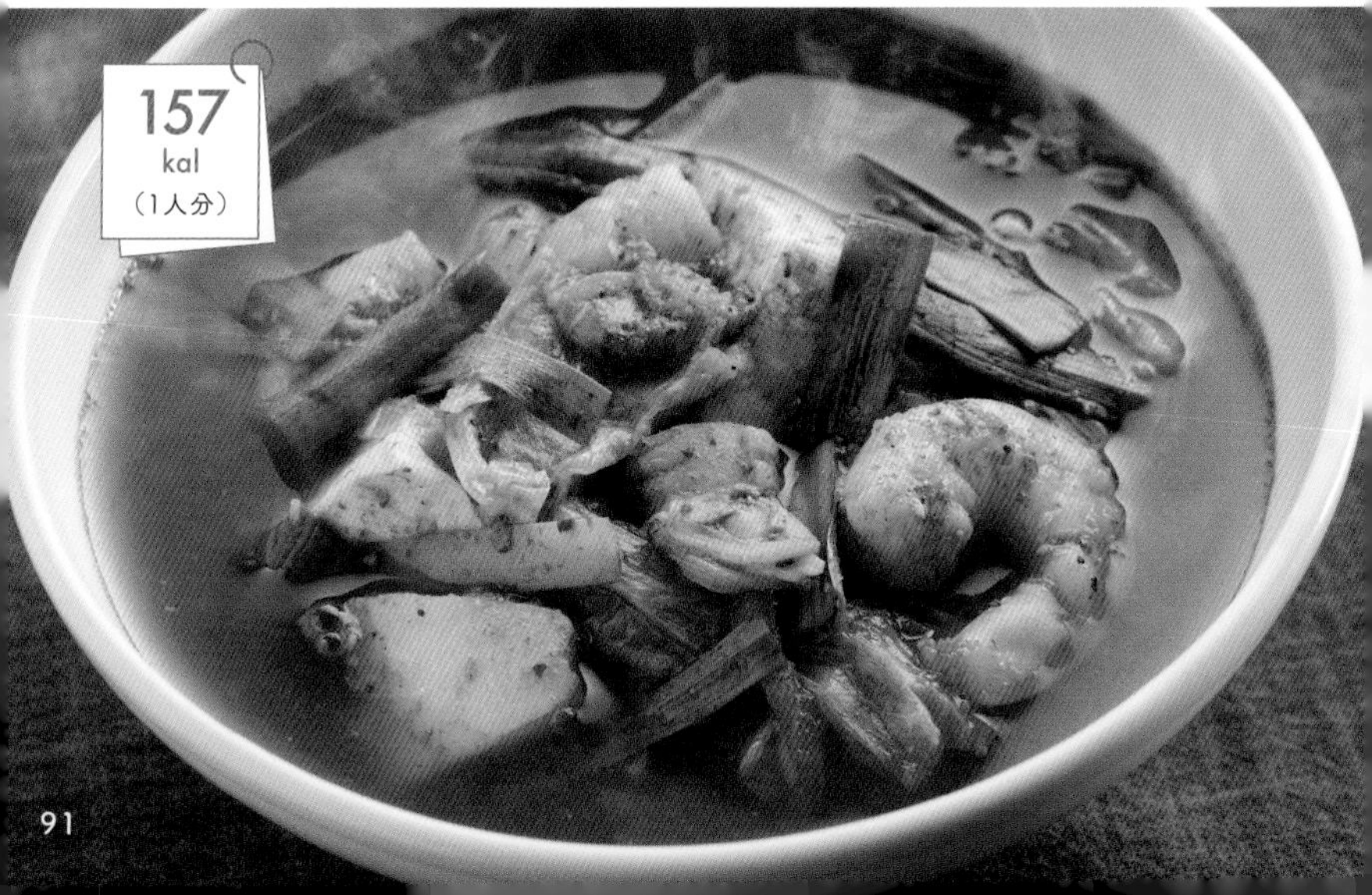

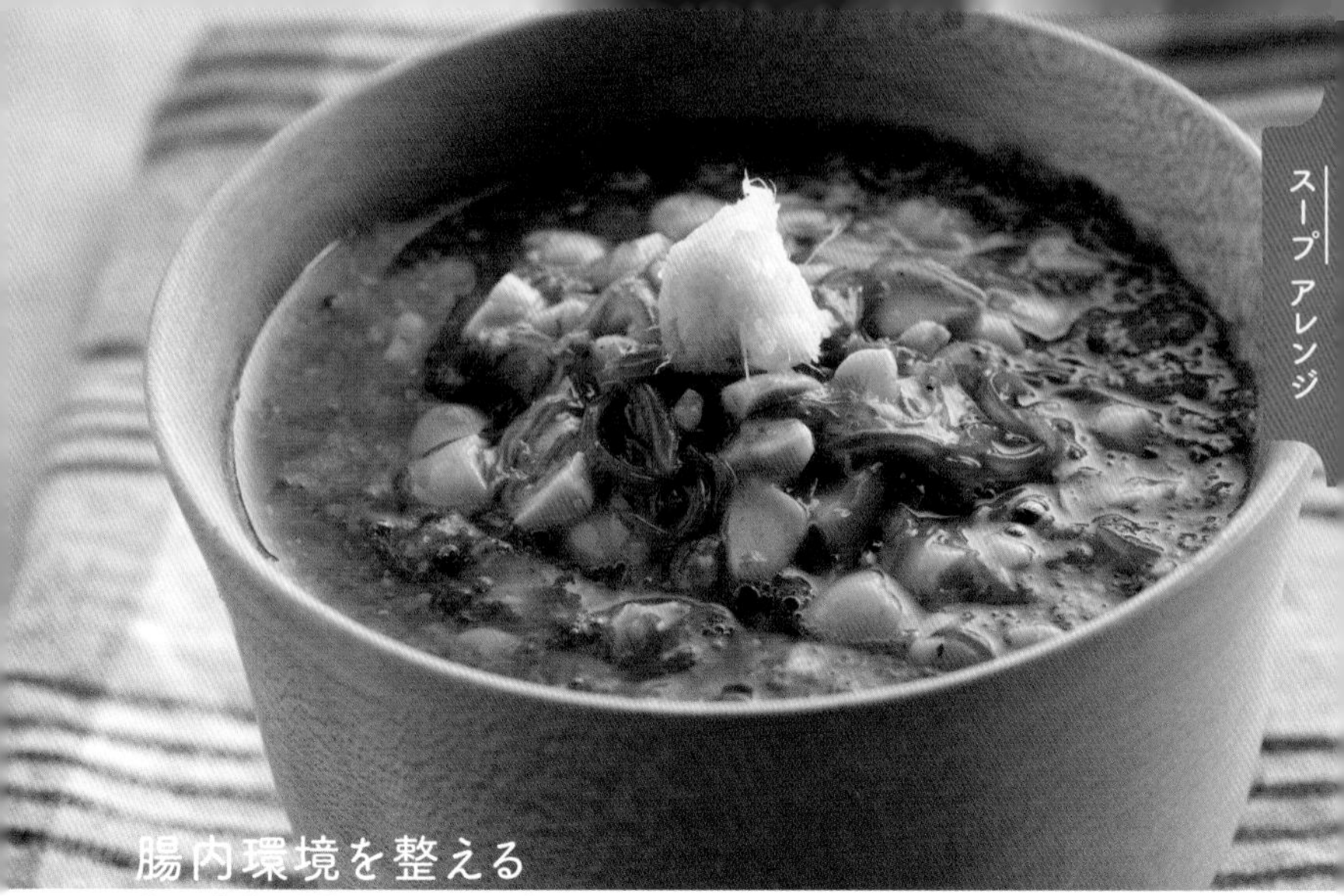

腸内環境を整える
超時短腸活スープ

包丁いらずのめかぶ納豆スープ

103
kal
（1人分）

作り方

1. 鍋に水を入れて煮立たせ、「あぶら」を落とすスープの素とめかぶ、ひきわり納豆を入れて全体が溶けたら完成。

2. 器に盛りつけておろししょうがを添える。

材料

（2人分）

「あぶら」を落とすスープの素…2個
めかぶ…小1パック（40g）
ひきわり納豆…1パック
水…1と1/2カップ
おろししょうが…小さじ1/2

ここがスゴい！

「あぶら」を落とすスープの素を溶かしたスープに、めかぶとひきわり納豆を入れて、サッと温めるだけ。善玉菌のエサとなる食物繊維がたっぷりのめかぶと、善玉菌である納豆菌が腸内環境を整えてくれます。

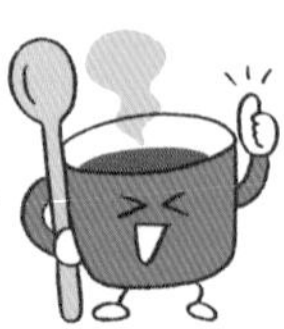

きのこの食物繊維で
「あぶら」落としをスムーズに

きのこの豆乳みそスープ

188
kal
（1人分）

材料

（2人分）

きのこ類（しめじ・エリンギ使用）…100g
鶏もも肉（皮なし）…80g
にんじん…1/3本
水…1/2カップ
アーモンド…10g
おろししょうが…小さじ1
みそ…小さじ2
「あぶら」を落とすスープの素…1個
調製豆乳…3/4カップ
パセリ・こしょう…各適宜

作り方

1. きのこ類は石づきを除いて食べやすい大きさに切りほぐす。鶏もも肉は小さめの一口大に切る。にんじんは5mm幅に切る。
2. 鍋に水ときのこ、にんじん、アーモンド、おろししょうがを入れてひと煮立ちさせ、鶏もも肉を入れて蓋をし、火が通るまで煮込む。
3. みそと「あぶら」を落とすスープの素を入れてなじませ、豆乳を加えてひと煮立ちしたら完成。器に盛りつけて、お好みでパセリやこしょうをふる。

ここがスゴい！

コレステロールが含まれない低脂肪・高たんぱく質の豆乳に食物繊維が豊富なきのこをプラス。きのこに含まれる食物繊維が腸内でのあぶらの吸収を抑え、血液中のコレステロールや中性脂肪のレベルを下げます。

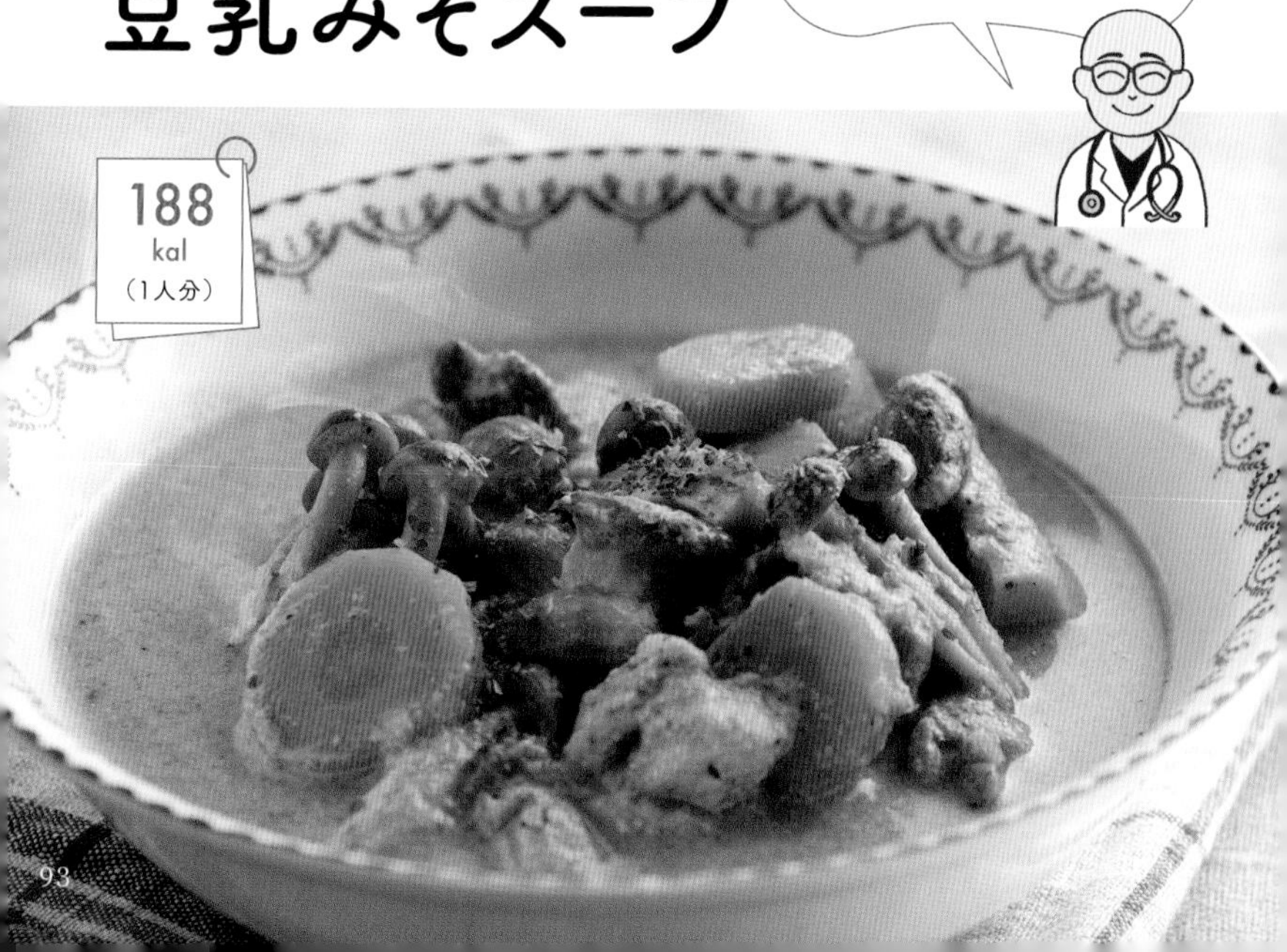

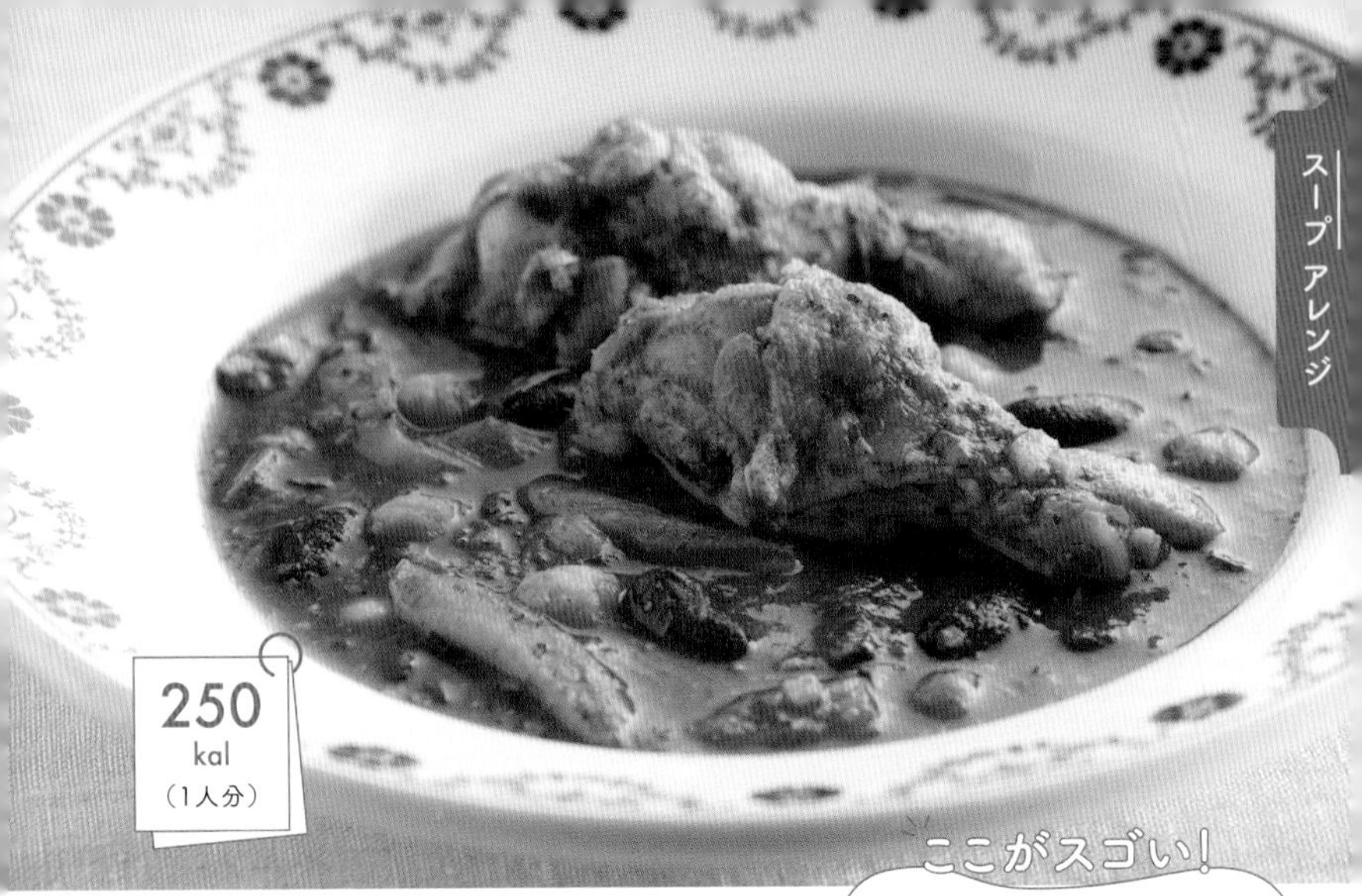

250 kal (1人分)

不足しがちなたんぱく質をダブルで補充する

豆カレースープ

ここがスゴい!

ビタミンB群を豊富に含む、すぐれたたんぱく質源である鶏の手羽元と、植物性たんぱく質がたっぷり含まれている蒸し豆のカレースープ。また、強力な代謝アップ力をもつカレー粉が、あぶらの悪魔化を防ぎます。

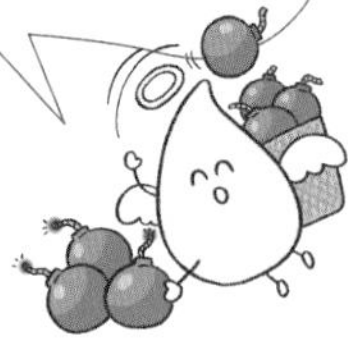

作り方

1. にんにくはみじん切り、セロリはスジを除いて2cm幅程度の斜め切りにする。
2. 鍋にエキストラバージンオリーブオイルとにんにくを入れて炒め、香りがしてきたら鶏手羽元を入れて全体を焼き、焼き色がついたらカレー粉とセロリを加えてサッと炒め合わせる。
3. 水と蒸し豆を入れてひと煮立ちさせ、蓋をして15分ほど煮込み、「あぶら」を落とすスープの素を入れてなじませたら完成。セロリの葉をざく切りにしたものを加えると彩りがよくなる。

材料

(2人分)

にんにく…2片
セロリ…1/2本(50g)
エキストラバージンオリーブオイル
(普通のオリーブオイルでもOK)
…小さじ2
鶏手羽元…4本
カレー粉…小さじ1
水…1と1/2カップ
ミックス蒸し豆…50g
「あぶら」を落とすスープの素…2個

腸内環境を整えながら
抗酸化力もアップ

さけときのこの酒かす汁

材料

（2人分）

さけ…2切れ
まいたけ…70g
ねぎ…1/2本
エキストラバージンオリーブオイル（普通のオリーブオイルでもOK）…小さじ1
水…1と1/2カップ
酒かす…30g
「あぶら」を落とすスープの素…1個
みそ…小さじ1
小ねぎ…適宜

作り方

1. さけは一口大に切る。まいたけは食べやすい大きさにほぐす。ねぎは3cm幅に切る。
2. 鍋にエキストラバージンオリーブオイルを熱してねぎを焼き、焼き色がついたらまいたけと水を入れてひと煮立ちさせ、手でちぎった酒かすを入れ、さけを加えて5分ほど煮込む。
3. 「あぶら」を落とすスープの素とみそを溶き入れてなじませ、器に盛りつける。お好みで小ねぎを添える。

ここがスゴい！

日本酒を作る工程で生まれる酒かすの乳酸菌が善玉菌を増やし、腸内環境を整えます。また、さけの赤い色素のもととなるアスタキサンチンと、きのこに含まれる抗酸化物質が、悪魔のあぶらの凶悪化を防ぎます。

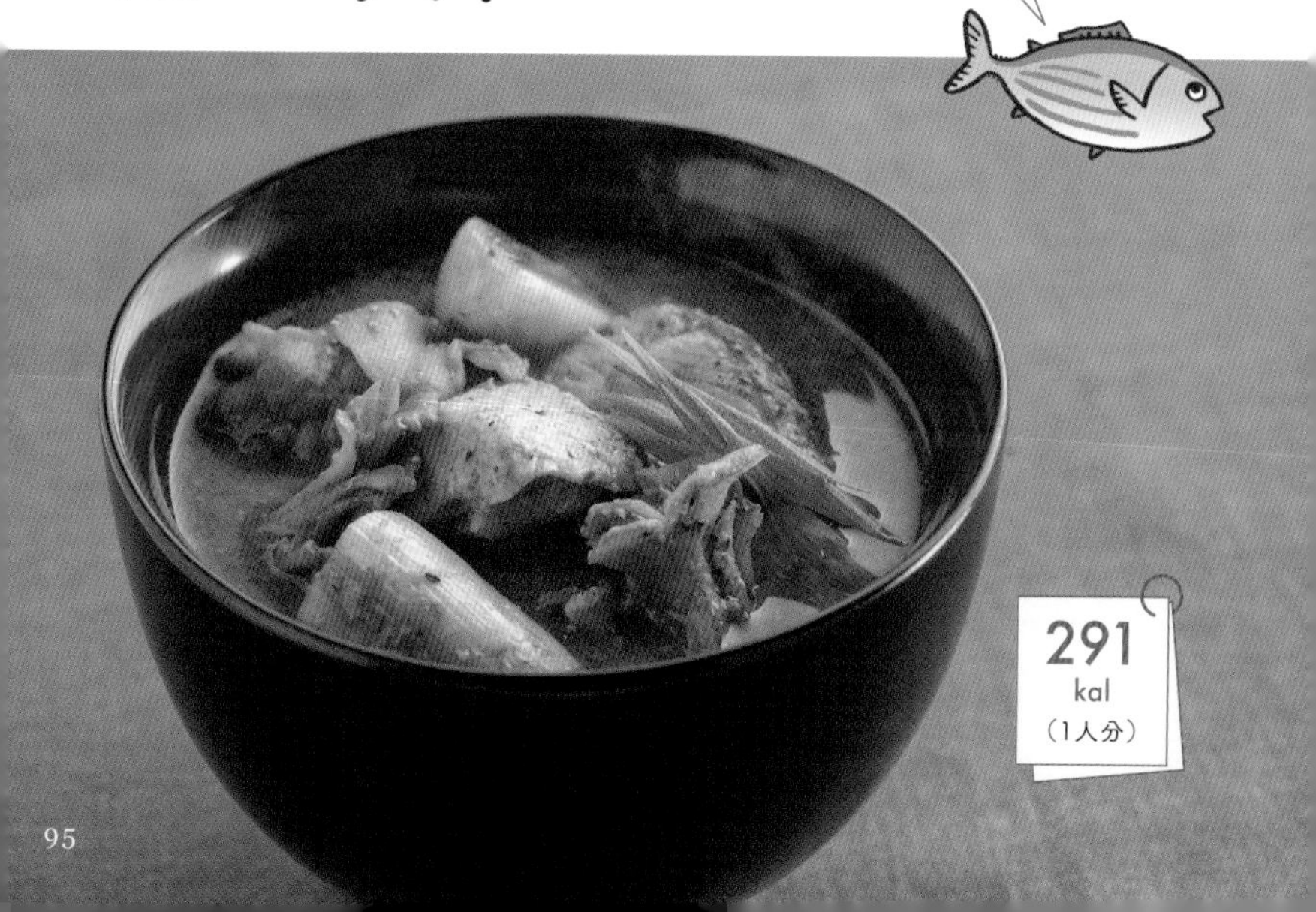

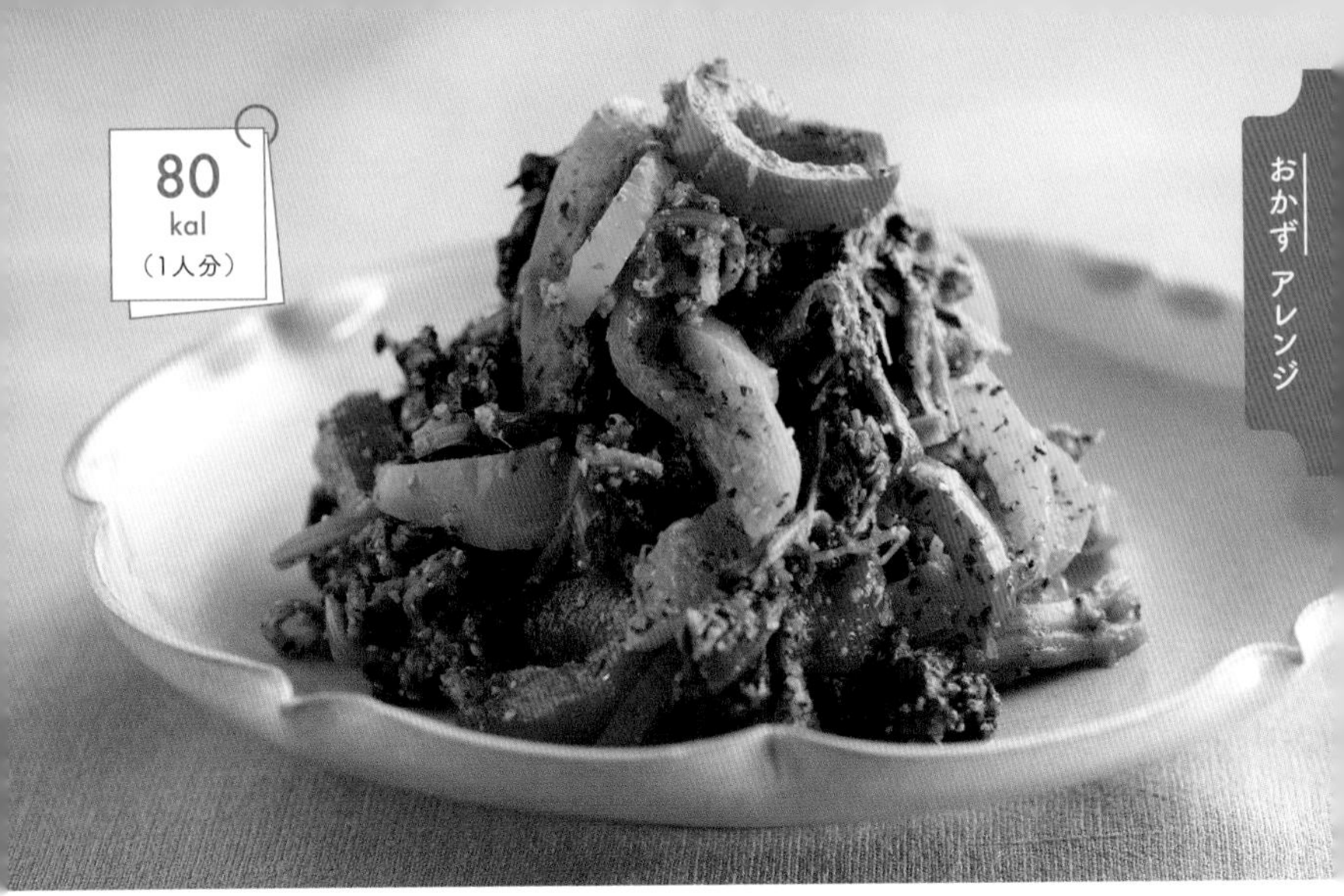

しょうゆ、みりんいらず！
スープの素で和え衣

3種のごまあえ

作り方

1. ほうれん草は根を除いて3cm幅、パプリカは5mm幅に切る。
2. 耐熱容器にパプリカ→ほうれん草の順にのせてふんわりとラップをかけ、電子レンジで3～4分加熱する。全体がしんなりとしたらあら熱をとり、しっかりと水気を絞る。
3. 「あぶら」を落とすスープの素を電子レンジで解凍（600W約30秒、500W約40秒）し、黒すりごまと砂糖を混ぜ合わせて和え衣を作り、2をあえる。

ここがスゴい！

「あぶら」を落とすスープの素は、お湯を入れて飲むだけでなく、和え衣としても使えます。スープの素とごま、砂糖を混ぜ合わせるだけで、しょうゆ、みりんいらずでうま味と栄養たっぷりの和え衣の完成です。

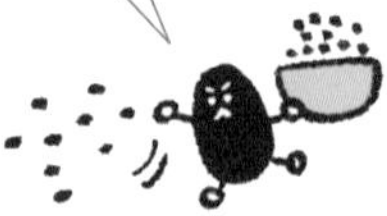

材料

（2人分）

ほうれん草…100g
パプリカ（赤・黄）…各1/2個
「あぶら」を落とすスープの素…1個
黒すりごま…大さじ1
砂糖…小さじ1/2

栄養満点の厚揚げと
くるみ＆ごまみそで、
悪いあぶらをスッキリ落とす

厚揚げのくるみごまみそのせ

材料

（2人分）

くるみ…30g
「あぶら」を落とすスープの素…1個
みそ…小さじ1
砂糖…大さじ1/2
黒すりごま…大さじ1
厚揚げ…200g
エキストラバージンオリーブオイル
（普通のオリーブオイルでもOK）
…大さじ1
おろししょうが…小さじ1/2
小ねぎ…適宜

作り方

1. くるみは袋などに入れて瓶などで叩いてつぶす（すり鉢ですってもOK）。
2. 電子レンジで解凍（600W約30秒、500W約40秒）した「あぶら」を落とすスープの素とみそ、砂糖、黒すりごまと1を混ぜる。
3. 厚揚げは食べやすく切り、エキストラバージンオリーブオイルを熱したフライパンで表面がカリッとするまで両面焼き、器に盛りつけて2をのせる。おろししょうがと小ねぎを添える。

ここがスゴい！

豆腐の約2倍のたんぱく質が含まれる厚揚げをフライパンで軽く焼いて、「あぶら」を落とすスープの素で作ったタレをのっけるだけ。厚揚げのカリっとした食感がクセになる、食べるスープの素になります。

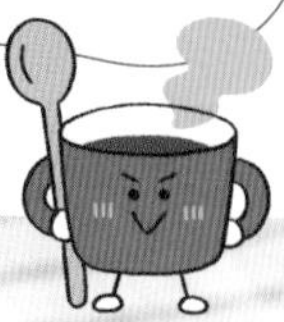

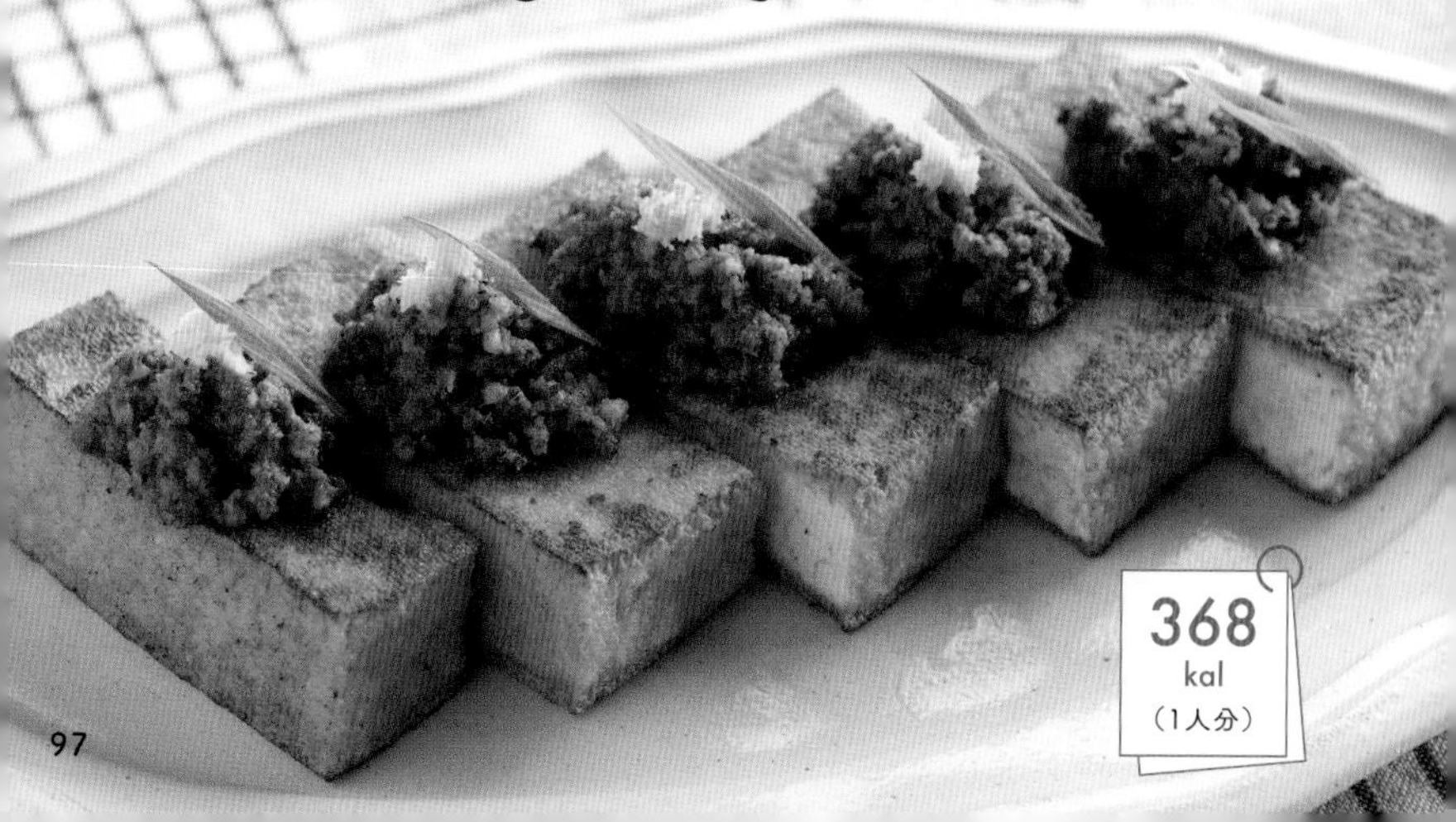

368 kal（1人分）

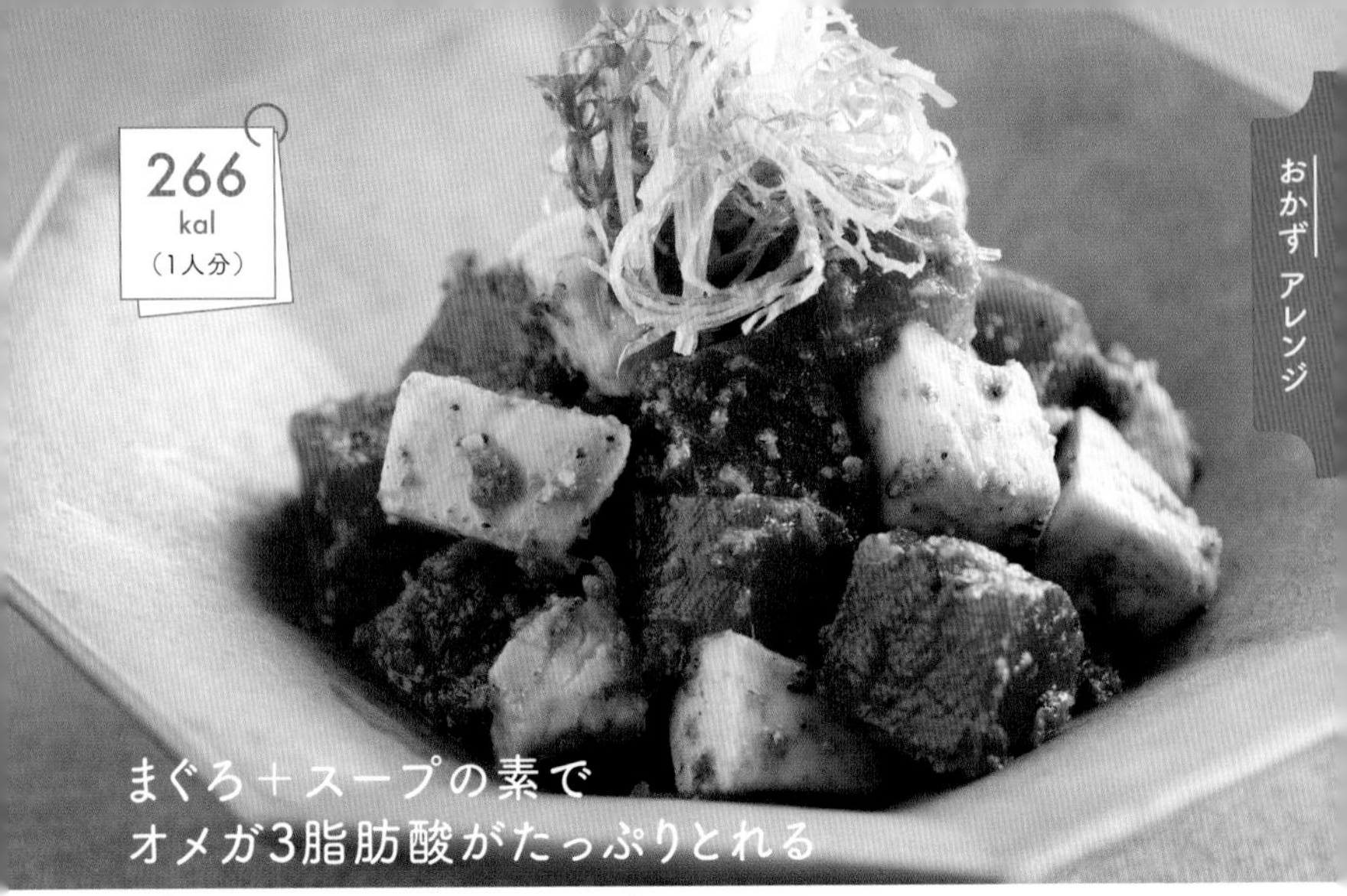
266
kal
（1人分）
まぐろ＋スープの素で
オメガ3脂肪酸がたっぷりとれる

まぐろとアボカドのあえもの

ここがスゴい！

筋肉作りに役立つ良質なたんぱく質の宝庫であるまぐろには、オメガ3脂肪酸が含まれているうえ、ビタミンやミネラルもたっぷり。アボカドに含まれるオメガ3脂肪酸との合わせ技であぶらをスッキリ落とします。

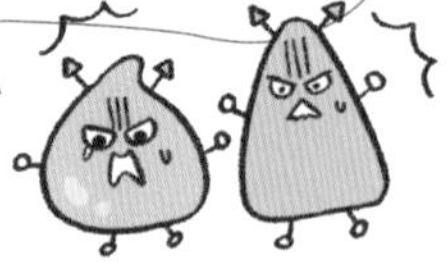

作り方

1. まぐろとアボカドは1cm幅の角切りにする。ねぎは白髪ねぎにして大葉は千切りにする。
2. みりんを耐熱容器に入れてそのまま1分加熱してアルコールをとばし、電子レンジで解凍（600W約30秒、500W約40秒）した「あぶら」を落とすスープの素と混ぜ合わせてタレを作り（タレが温かい場合は冷蔵庫で冷やす）、マグロとアボカドをざっくりとあえる。
3. 器に盛りつけて白髪ねぎと大葉を合わせて添える。

材料

（2人分）

まぐろ…100g
アボカド…1個
ねぎ…3cm分
大葉…2枚
みりん…大さじ1と1/2
「あぶら」を落とすスープの素…1個

何もつけなくても大満足
おなかにやさしい長いもパワー

とろろ焼き

材料

（2人分）

長いも…130g
卵…2個
粉チーズ…大さじ2
「あぶら」を落とすスープの素…1個
マヨネーズ・こしょう・あおさ…各適宜

作り方

1. 長いもは皮をむいてすりおろし、卵1個と卵白1個分、粉チーズ、電子レンジで解凍(600W約30秒、500W約40秒)した「あぶら」を落とすスープの素を入れてよく混ぜる。
2. 1を耐熱容器に流し入れてトースターなどで5～10分、お好みの硬さになるまで焼く。
3. 全体にマヨネーズをかけて、真ん中に残しておいた卵黄をのせて完成。お好みでこしょうやあおさをふる。

ここがスゴい!

スープの出汁のうま味が楽しめる一品。亜鉛、カリウム、鉄分などのミネラルが豊富に含まれる長いもには、胃の粘膜を保護するぬめり成分が含まれているため、胃の調子がすぐれず食欲がないときにもおすすめです。

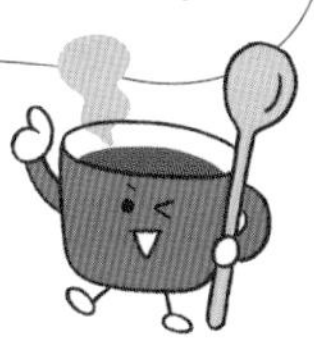

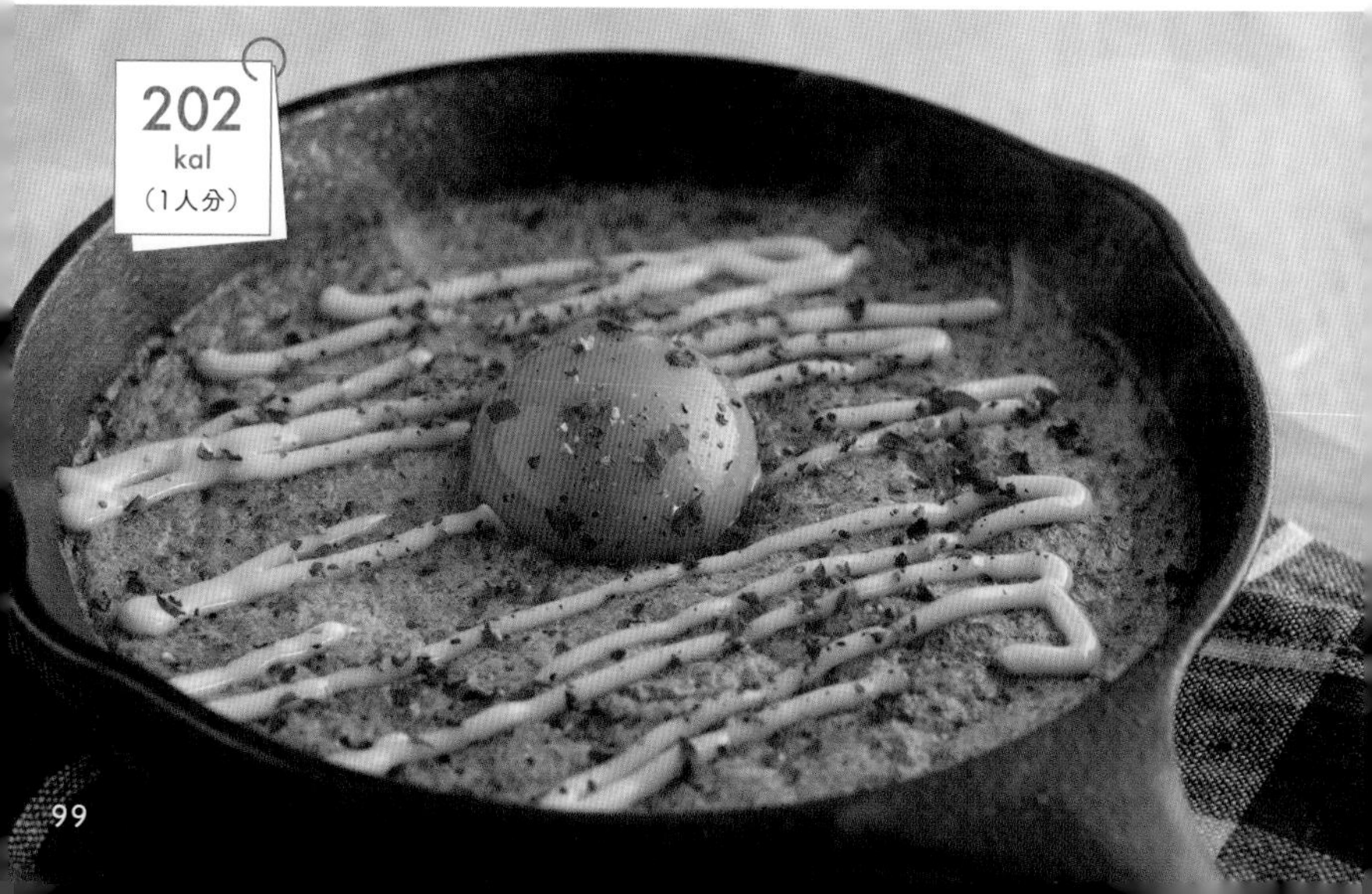

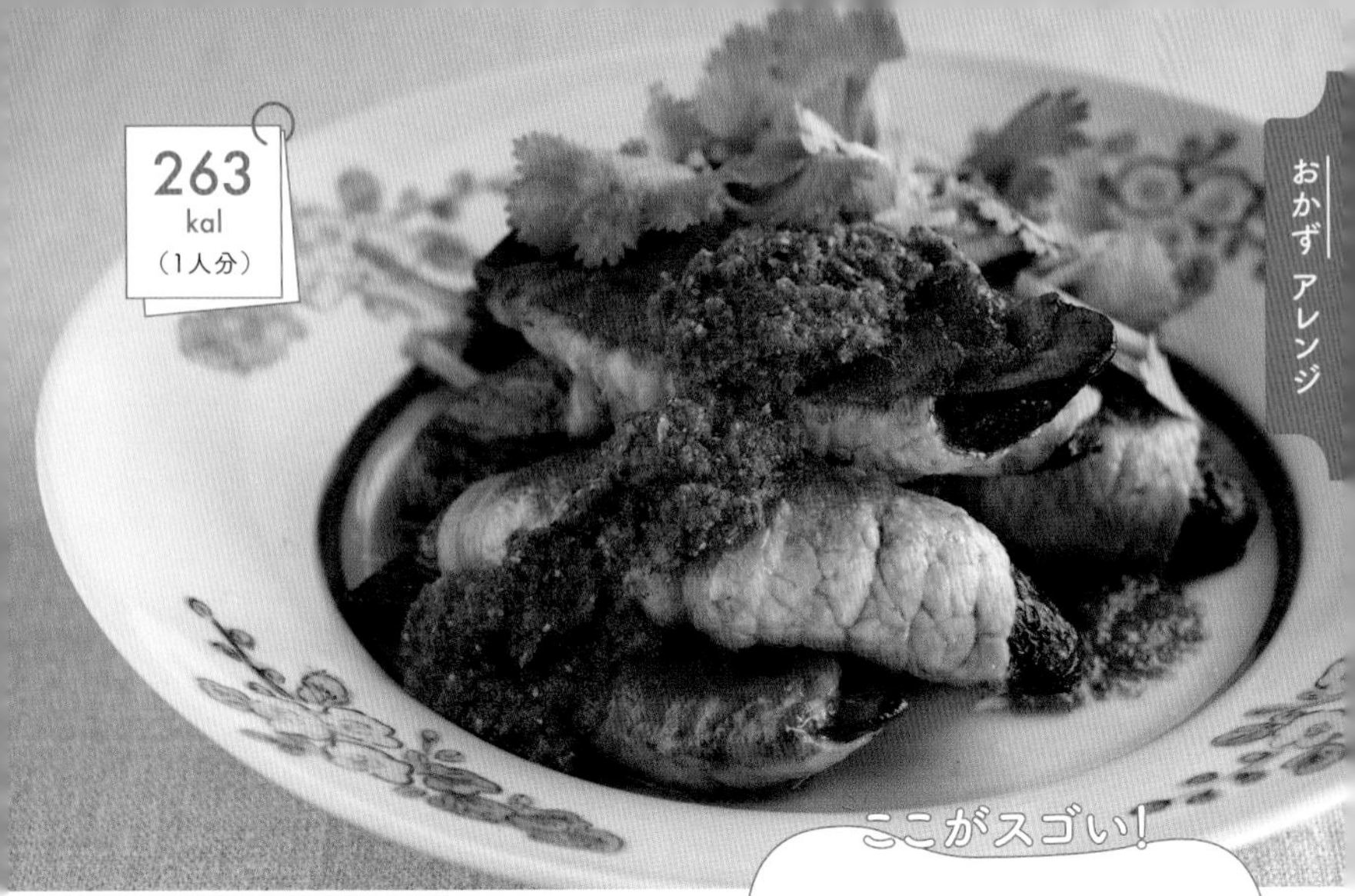

263
kal
（1人分）

好相性の豚肉となすで
疲れ知らずの体を作る

なす豚 ロールグリル

ここがスゴい！

焼く、炒める、蒸す、煮るなど、いろいろな料理で好相性を発揮する、豚肉となす。スープの素を使ったレシピでも好相性。抗酸化力の強いなすの皮の色素であるポリフェノール「ナスニン」がとれることもポイントです。

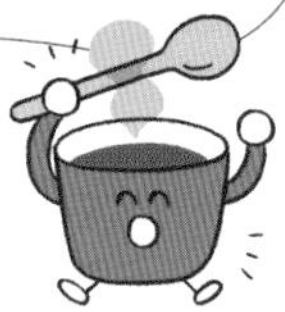

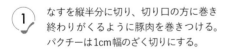

作り方

1. なすを縦半分に切り、切り口の方に巻き終わりがくるように豚肉を巻きつける。パクチーは1cm幅のざく切りにする。
2. 電子レンジで解凍（600W約30秒、500W約40秒）した「あぶら」を落とすスープの素とAを混ぜ合わせてタレを作る。
3. フライパンにエキストラバージンオリーブオイルを熱して、巻終わりを下にして焼き、両面をこんがりと焼き、蓋をして弱火で蒸し焼きにして火を通す。器に盛りつけてパクチーを添えてタレをかける。

材料

（2人分）

なす…3本
豚しゃぶロース肉…120g
パクチー…4本
「あぶら」を落とすスープの素…1個
A
- 酢…大さじ1
- しょうゆ・砂糖…各小さじ1
- おろししょうが…小さじ1

エキストラバージンオリーブオイル（普通のオリーブオイルでもOK）…大さじ1

作り方

1. 豚肉はスジ切りをする。玉ねぎは1cm幅に切る。

2. 電子レンジで解凍（600W約1分、500W約1分10秒）した「あぶら」を落とすスープの素とAをバットでよく混ぜて豚肉を30分ほど漬け込む。

3. フライパンにエキストラバージンオリーブオイルを熱して玉ねぎを炒め、半透明状になったら片隅に寄せ、2のタレを落として両面を焼き色がつくまで豚肉を焼いたら漬け込みだれを入れて全体を炒め合わせながら煮詰めてなじませる。器にキャベツの千切りやトマトを添えて盛りつける。

材料

（2人分）

豚肉…150g
玉ねぎ…1/2個
「あぶら」を落とすスープの素…2個
A
- おろししょうが…30g
- みりん…大さじ2
- 酒…大さじ2
- しょうゆ…小さじ1
- 酢…大さじ1

エキストラバージンオリーブオイル（普通のオリーブオイルでもOK）…大さじ1
キャベツ・トマト…適宜

ここがスゴい！

りんご酢に含まれる酢酸は、あぶらを落とすだけではなく、肉の繊維をやわらかくして美味しくする力ももっています。スープの素に含まれるりんご酢とタレに使用する酢で、とってもやわらかい肉に仕上がります。

りんご酢マジックで
たんぱく質を美味しくとる

しょうが焼き

391
kal
（1人分）

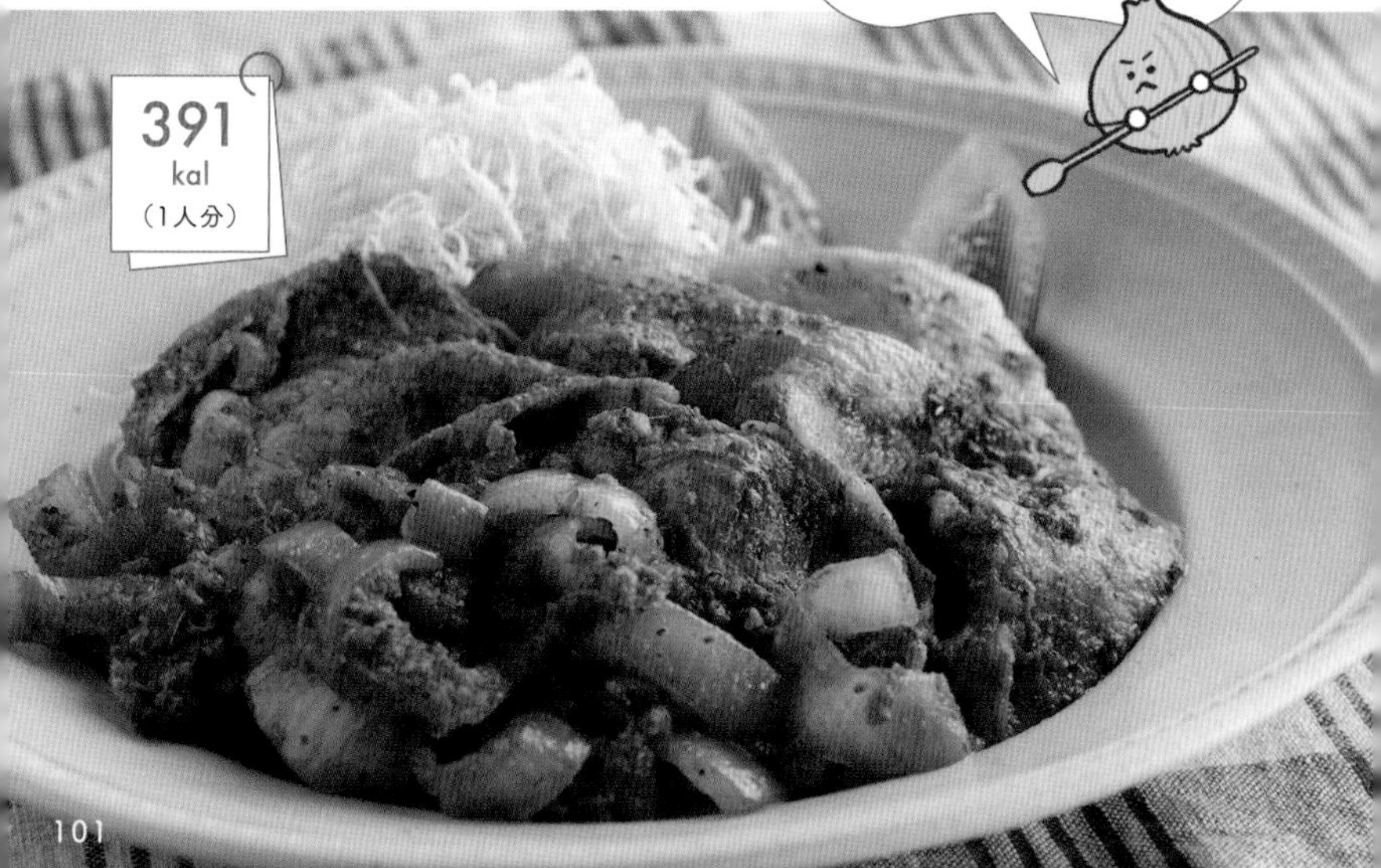

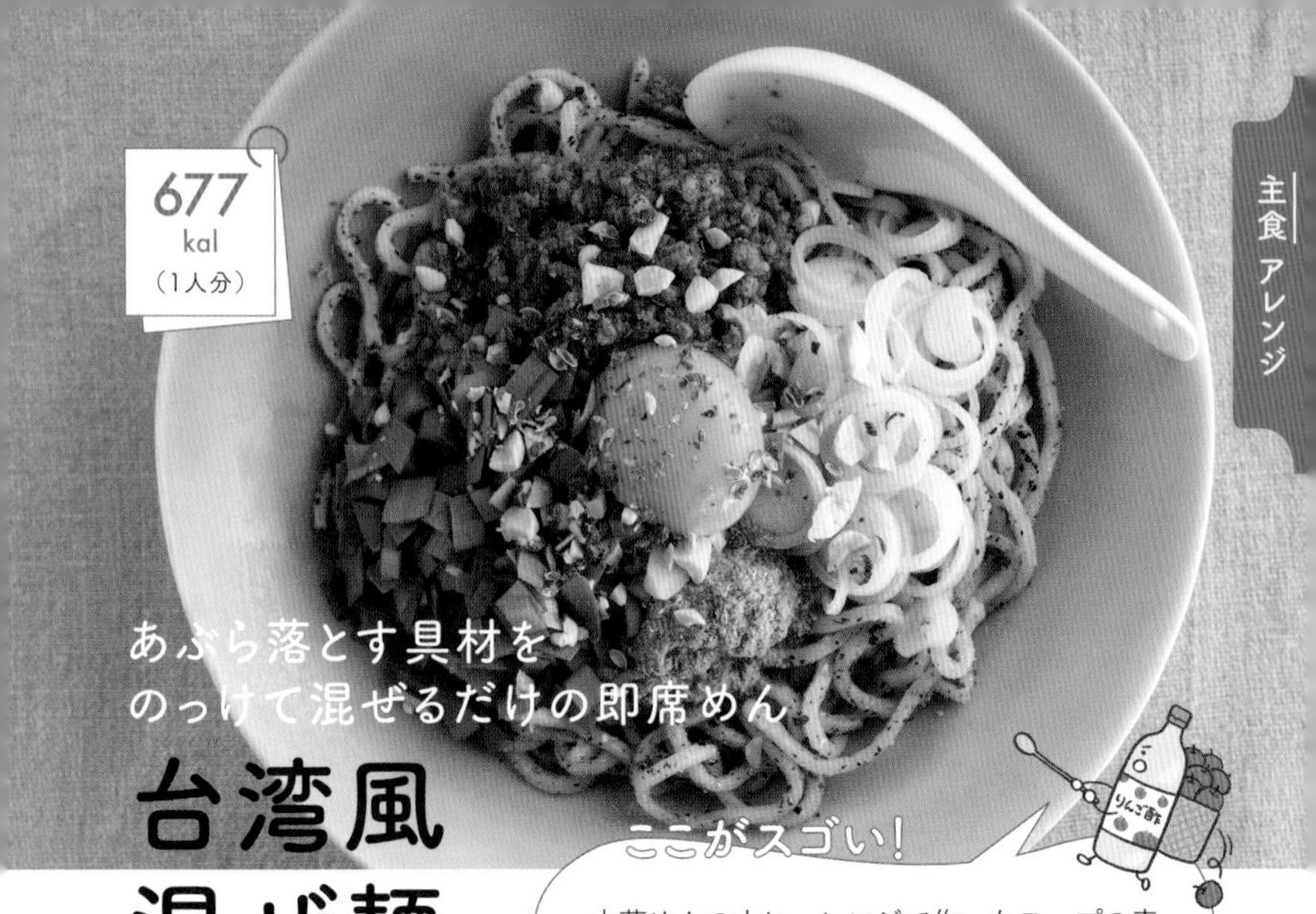

677
kal
（1人分）

あぶら落とす具材を
のっけて混ぜるだけの即席めん

台湾風混ぜ麺

ここがスゴい！

中華めんの上に、レンジで作ったスープの素入り肉みそ、細かく刻んだにらやねぎ、砕いたピーナッツ、かつお粉、卵黄などをのせて混ぜ混ぜ。風味やうま味が楽しめる、ヘルシーな汁なし即席めんです。

作り方

1. 耐熱容器にAを入れてざっくりと混ぜたら「あぶら」を落とすスープの素を上にのせてラップをかけ、電子レンジで3分加熱する。一度とり出してさらに混ぜ合わせて、もう一度電子レンジで3分加熱して火を通し、肉みそを作っておく。
2. にらは5mm幅のざく切り、ねぎは小口切り、ピーナッツは砕いておく。
3. 中華麺をゆでてBを全体にからませて器に盛りつけ、1の肉みそと2の具材とかつお粉、卵黄を盛り合わせる。すべてを混ぜながらいただく。お好みでりんご酢やホワジャオをかける。

材料

（2人分）

A
- 豚ひき肉…100g
- 砂糖…小さじ1/3
- 豆板醤…小さじ1
- オイスターソース…大さじ1/2

「あぶら」を落とすスープの素…1個
にら…3本　ねぎ…40g
ピーナッツ…20g　中華麺…2袋

B
- エキストラバージンオリーブオイル（普通のオリーブオイルでもOK）…大さじ1と1/2
- 鶏ガラの素…小さじ1
- 黒すりごま…大さじ2

かつお粉…小さじ2
卵黄…2個
りんご酢・ホワジャオ（花椒）…適宜

仕上げのりんご酢でパワーアップ

天津飯

659
kal
（1人分）

材料

（2人分）

干ししいたけ…1枚
水…1と1/2カップ
ねぎ…40g
卵…4個
塩・こしょう…各少々
A
- 「あぶら」を落とすスープの素…2個
- オイスターソース…大さじ1
- 砂糖…小さじ2
- 鶏ガラの素…小さじ1
- 酒…大さじ1

B
- 片栗粉…大さじ1と1/2
- 水…大さじ3

りんご酢…小さじ1
エキストラバージンオリーブオイル（普通のオリーブオイルでもOK）…大さじ2
ごはん…340g
白髪ねぎ…適宜

作り方

1. 干ししいたけは分量の水で戻し、水気を絞って粗みじん切りにする。戻し汁はとっておく。
2. ねぎはみじん切りにして1のしいたけと卵、塩こしょうと一緒によく混ぜ合わせて卵液を作る。
3. 鍋にしいたけの戻し汁とAを入れてひと煮立ちさせ、Bを混ぜ合わせた水溶き片栗粉を少しずつ入れながらとろみをつけ、火を止めてりんご酢をたらす。
4. 小さめのフライパンにエキストラバージンオリーブオイル半量を熱して2の卵液半量を入れて大きくひと混ぜし、外側の卵液を寄せながら丸く形を整えて固める。ごはん半量を丸く盛りつけて、その上に卵をひっくり返してのせ、3のあんかけをかける。もう1人分も同様に作る。あれば白髪ねぎを添える。お好みでりんご酢をかけても美味。

ここがスゴい！

ご飯にふわふわの卵をのせ、さらに栄養たっぷりの「あぶら」を落とすスープの素で作ったあんをのせる、お手軽な天津飯。あんの仕上げにりんご酢をたらすことで、あぶらを落とす効果がさらにアップします。

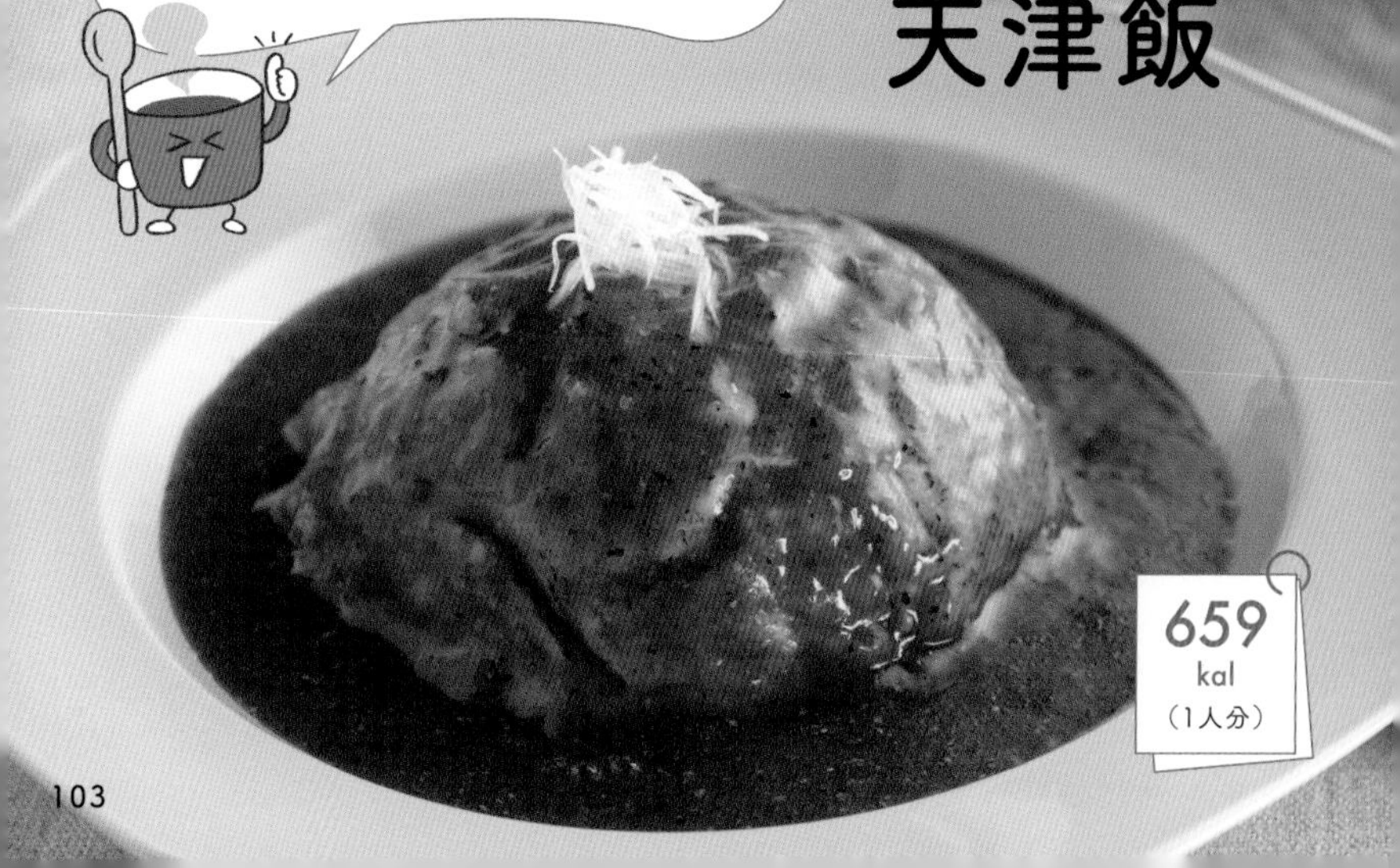

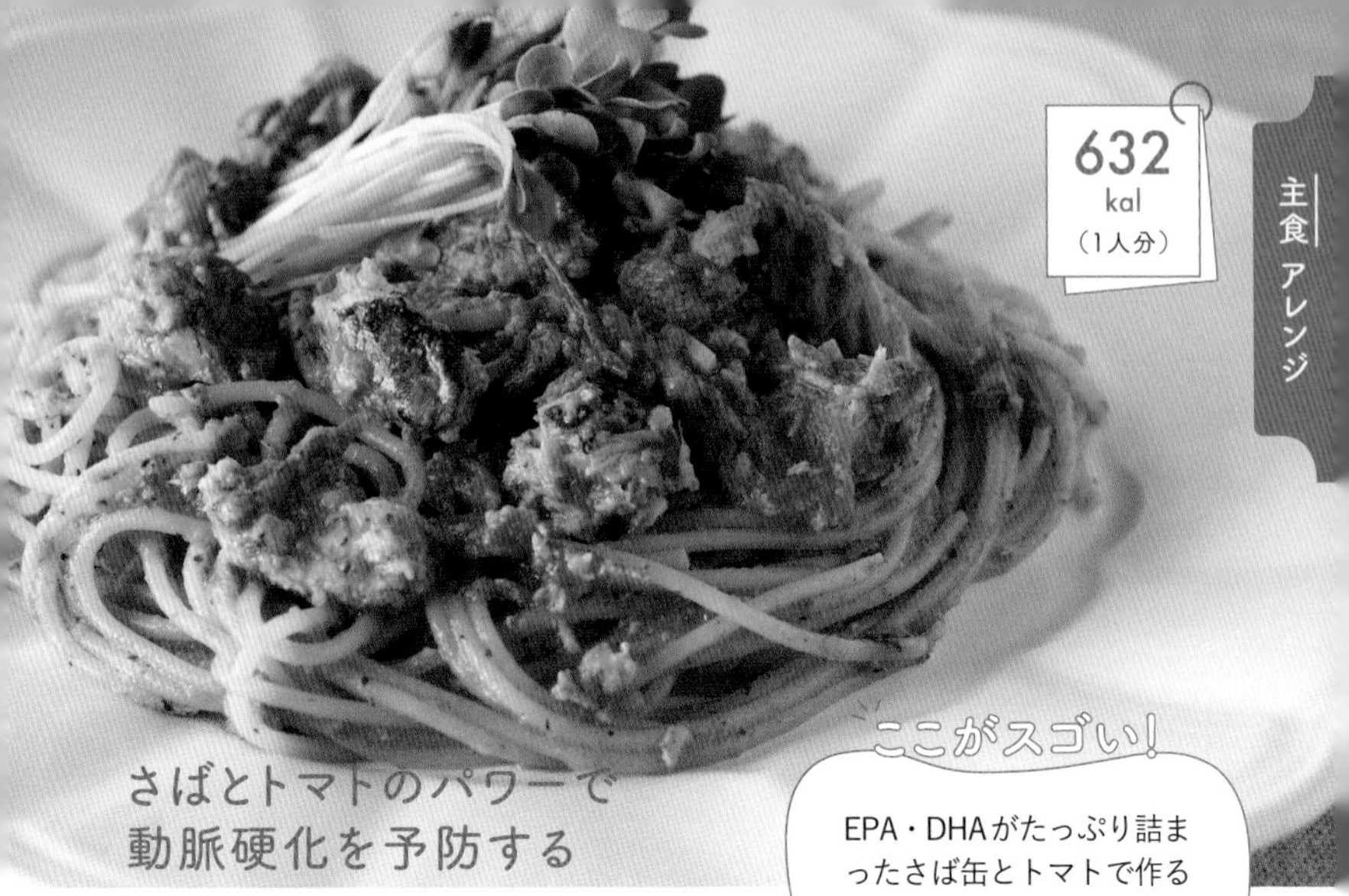

632
kal
（1人分）

さばとトマトのパワーで
動脈硬化を予防する

さばとトマトのパスタ

ここがスゴい！

EPA・DHAがたっぷり詰まったさば缶とトマトで作るパスタです。トマトに含まれるリコピンの抗酸化力は、βカロテンの2倍、ビタミンEの100倍以上。さらにトマトのエスクレオサイドAが動脈硬化を予防します。

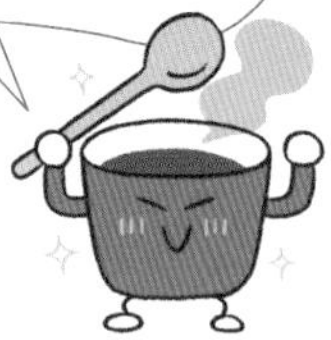

作り方

1. トマトは1～2cm角、にんにくはみじん切りにする。
2. フライパンにエキストラバージンオリーブオイルとにんにくを入れて炒め、香りが出てきたらさばの水煮缶と汁、トマト、白ワイン、電子レンジで解凍(600W約1分、500W約1分10秒)した「あぶら」を落とすスープの素を入れてざっくりと炒め合わせ、蓋をして中火弱で10分ほど時々混ぜながら煮込む。
3. スパゲッティをゆでて2にからませてこしょうを入れて器に盛りつけ、カイワレをたっぷりのせる。お好みでエキストラバージンオリーブオイル（分量外）を追加で回しかけてもOK。

材料

（2人分）

トマト…1個
にんにく…30g
エキストラバージンオリーブオイル
（普通のオリーブオイルでもOK）
…大さじ2
さば水煮缶…150g
さば缶の汁…大さじ2
白ワイン…大さじ2
「あぶら」を落とすスープの素…2個
こしょう…少々
スパゲッティ…160g
カイワレ…1/2パック

第4章

「あぶら」を落とすスープをもっと美味しく、健康に飲める研究所

「あぶら」を落とすスープを長く、
美味しく飲み続けたい！
そんなみなさんが抱きがちな
素朴なギモンに答えます。

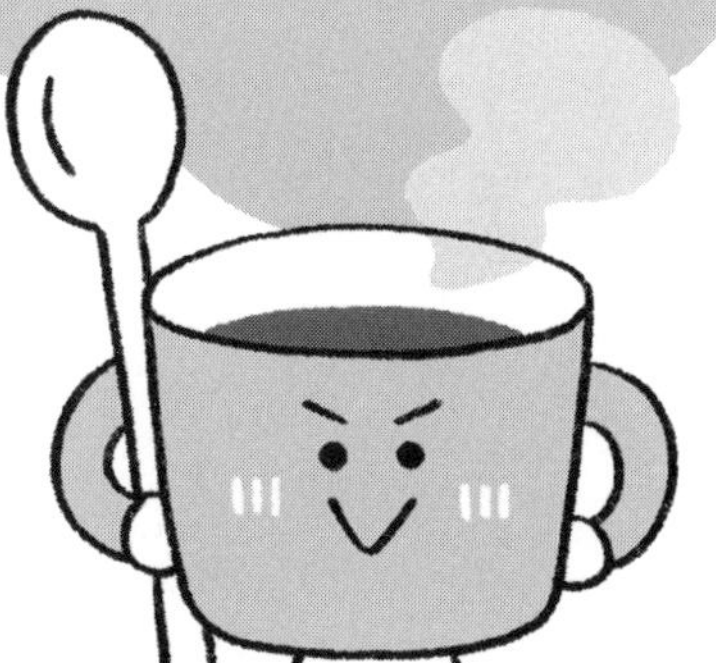

Q1 電子レンジで加熱しても栄養価は損なわれない？

A1 短時間の加熱であれば問題はありません。

基本的に調理時間が短くてすむ電子レンジによる加熱は、熱によるビタミンやミネラルなどの損失が少なくなる傾向がありますが、「あぶら」を落とすスープに含まれる栄養価は、**600Wで1分30秒ほどの加熱なら損なわれる可能性は低い**といえます。加熱によるオリーブオイルの酸化が気になるという方もいるかもしれませんが、一般的な食用油より熱に強いうえに、炒め物くらいの温度帯であればほぼ酸化することはないため、電子レンジによる加熱で酸化することはありません。また、りんご酢に含まれる酢酸も熱に強いため、加熱によって壊れることはありません。

急いでいないときは、冷蔵庫で自然解凍してお湯を入れるのがおすすめです。ただ

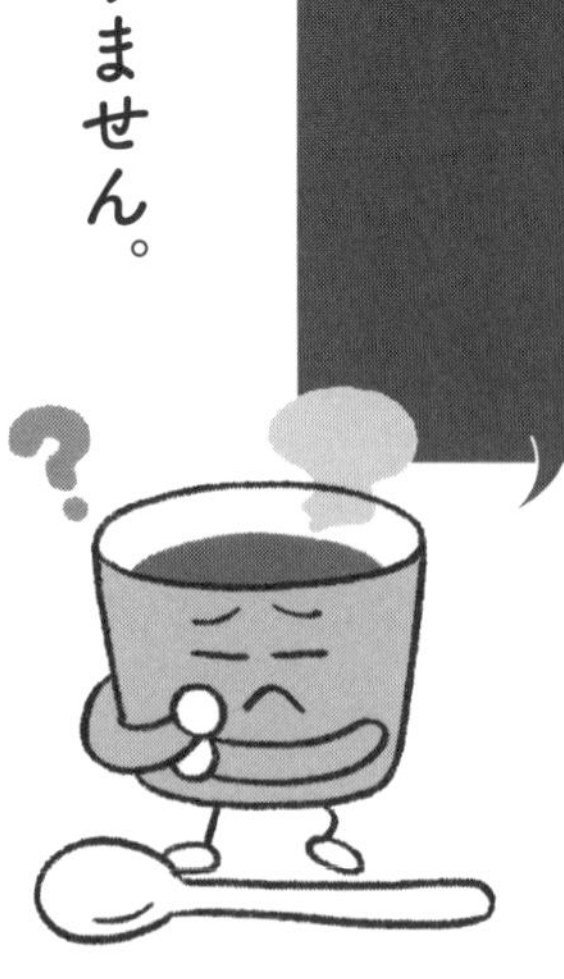

し、衛生上の問題があるため常温での解凍は避けてください。栄養価が変わるわけではありませんが、自然解凍すると出汁としても使える「あぶら」を落とすスープならではの風味と香りをより楽しむことができるからです。

温めすぎはNG

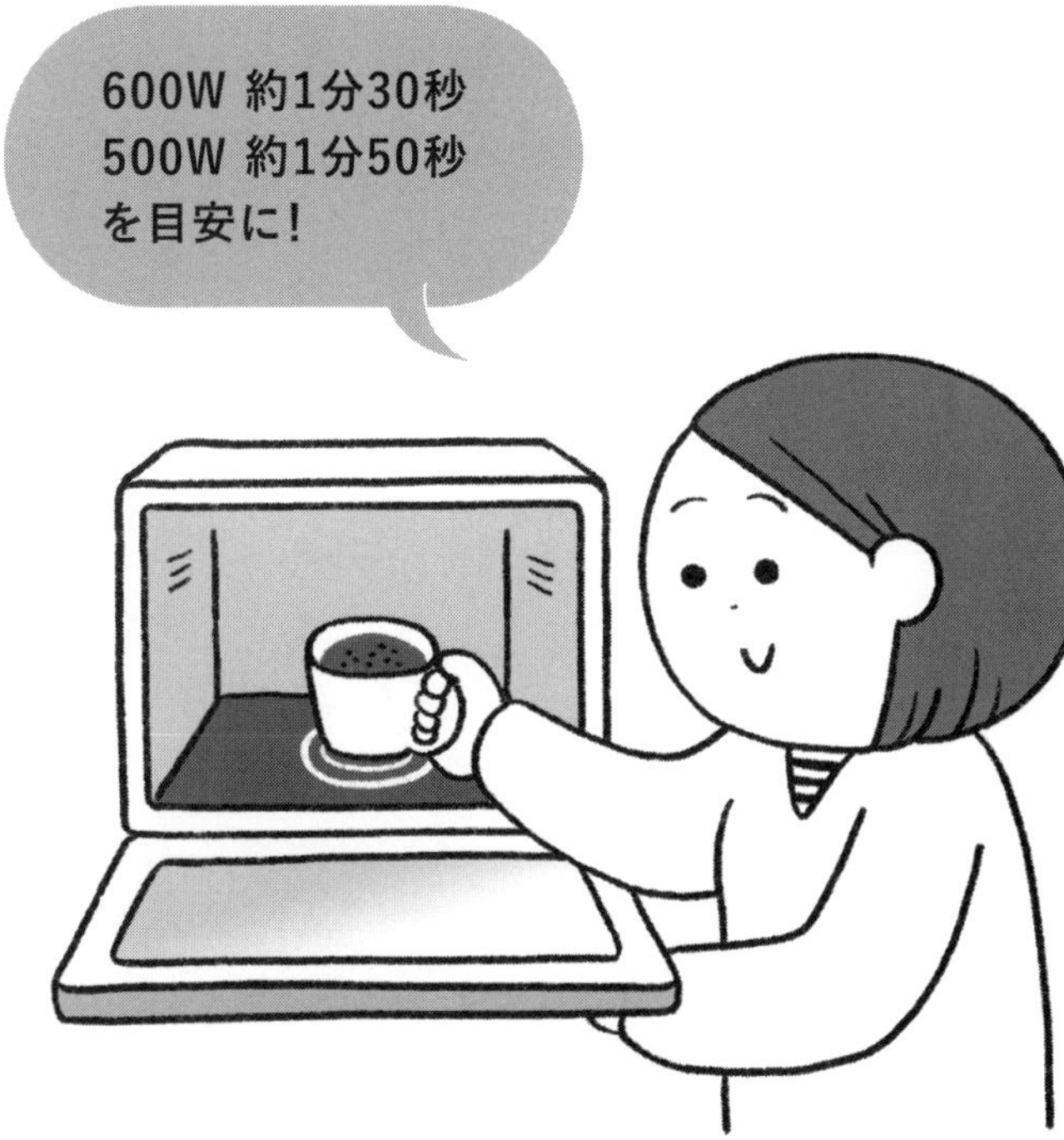
600W 約1分30秒
500W 約1分50秒
を目安に!

Q2 すりおろししょうがは、チューブでも問題ない？

A2 チューブを使用する場合、こしょうや七味唐辛子などを加えると独特の臭みが抑えられます。

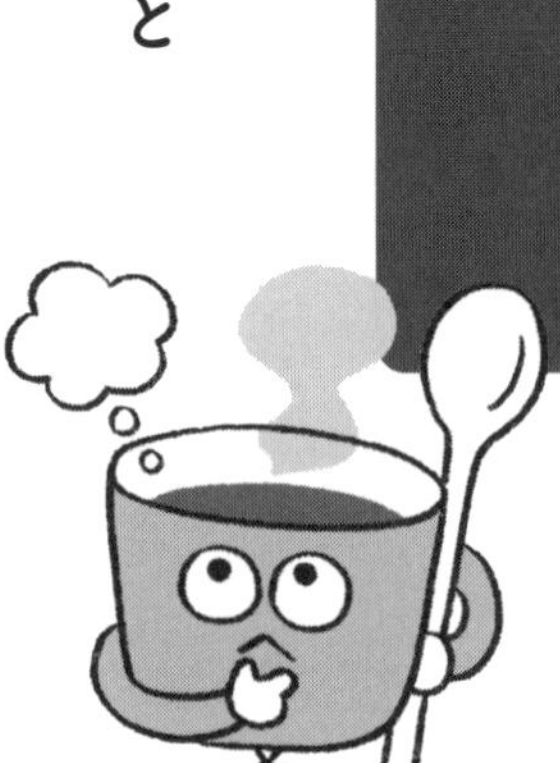

チューブ入りのしょうがにも、生のしょうがに含まれている悪魔のあぶらを落とす成分であるショウガオールは含まれているため、**スープそのものの効果が低くなるわけではありません。**

ただし、チューブ入りのしょうがは、味や香りの面では生のしょうがと比べるといまひとつ。また、保存できる状態にするために添加物が入っています。その独特の臭みが気になる方もいると思います。**どうしても気になる方は、こしょうや七味唐辛子などの香辛料を、完成したスープに3振りほど加えてみてください。**

Q3 りんご酢のツンとした刺激臭が少し気になります。

A3 電子レンジまたは、鍋で解凍するとりんご酢の刺激臭をとばすことができます。

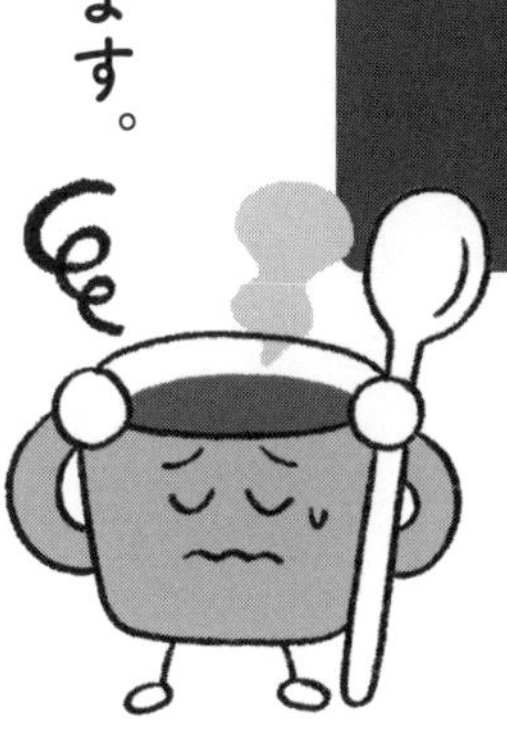

ツンとくる刺激臭は、りんご酢の主成分である酢酸によるものです。りんご酢に限らず、バルサミコ酢や黒酢などの刺激臭も酢酸の強い酸から生じる臭いで、気になる方もいるでしょうね。

刺激臭が気になる方は、**電子レンジで加熱するか、鍋で解凍すると刺激臭をとばすことができます。**臭いがやわらいだからといっても、**栄養価が損なわれるわけではないので安心してください。**

ただし、気になるからといって、スープがグツグツになるくらいまで温めすぎると栄養価が損なわれる可能性があるので注意してください。

Q4 玉ねぎをすりおろすのが面倒……。

A4 みじん切りにしてもOKです。

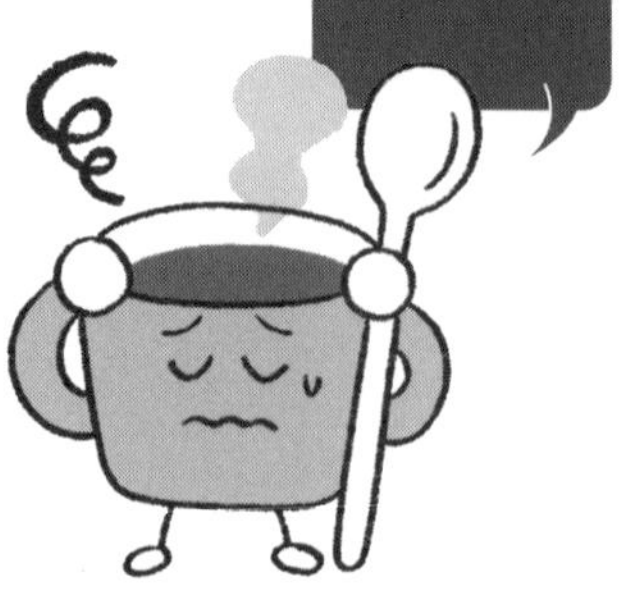

日頃から料理をする方なら、すりおろすよりも、みじん切りのほうが手早くてラクという方も多いかもしれません。**玉ねぎは、みじん切りにして使ってもOKです。**
近頃は、手動式のみじん切り器（「ぶんぶんチョッパー」。ホームセンターや100円ショップなどで購入できます）もあるので、試してみてもいいでしょう。
ただし、**粗みじん切りではなく、できるだけ細かく**してください。**玉ねぎに含まれる、血栓が作られることを防ぐアリシンという成分は、細かく刻めば刻むほど増える**といわれています。また、味も生っぽさが出て辛味などを感じることもあるので、ぶんぶんチョッパーを使う際も、大きな塊が残ったときは、包丁で刻んでさらに細かくしてください。

もうひとつ注意していただきたいのは、すりおろし、みじん切りのいずれの方法で調理する場合も、**すぐにほかの材料と混ぜ合わせること**です。時間を置くと苦味が出てしまうからです。

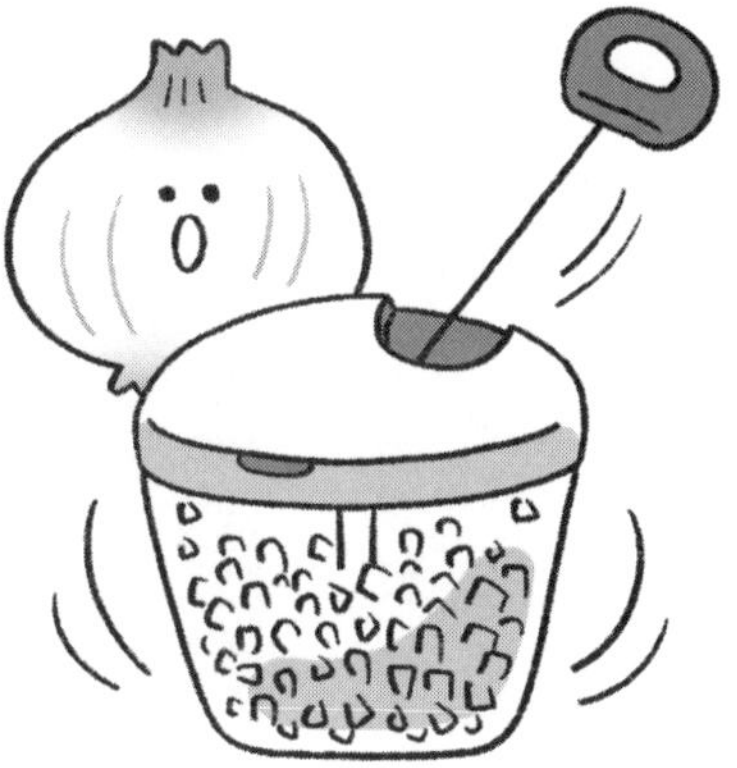

ハンドルを引くだけで野菜をみじん切りにできる「ぶんぶんチョッパー」を使用してもOKですが、大きい塊が残っているようなら包丁で細かく刻みましょう。

玉ねぎのすりおろし方

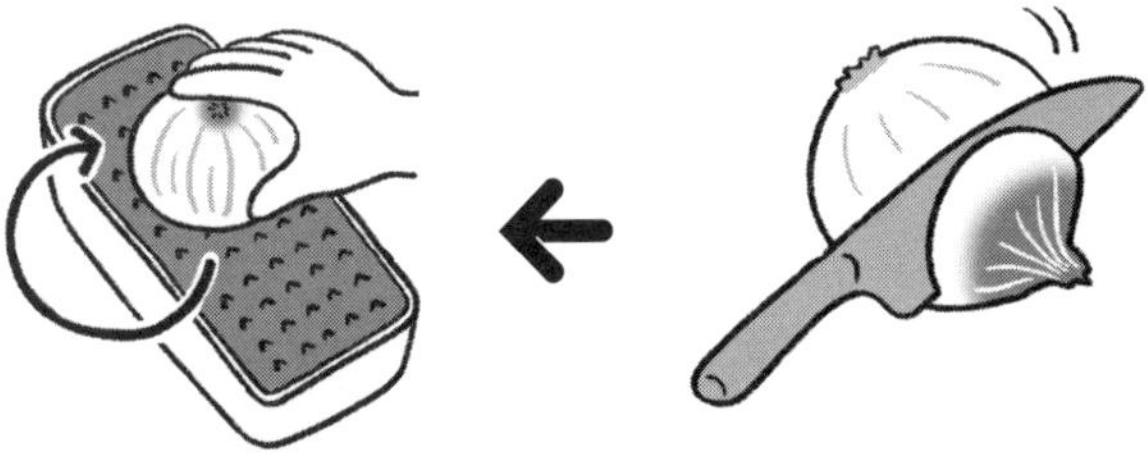

1 頭の部分を切り落として皮をむく。根元は残しておく。

2 頭の方の切り口をおろし金に当て、根元の方をもって円を描くようにすりおろす。

豆知識

根元を残しておくことでバラバラになることなくすりおろせます。玉ねぎはしっかりと冷やしておくと涙が出にくくなります。

Q 5 抹茶入りの粉末緑茶しか見つかりません。

A 5 抹茶にもカテキンが含まれているので、抹茶入りでも問題ありません。

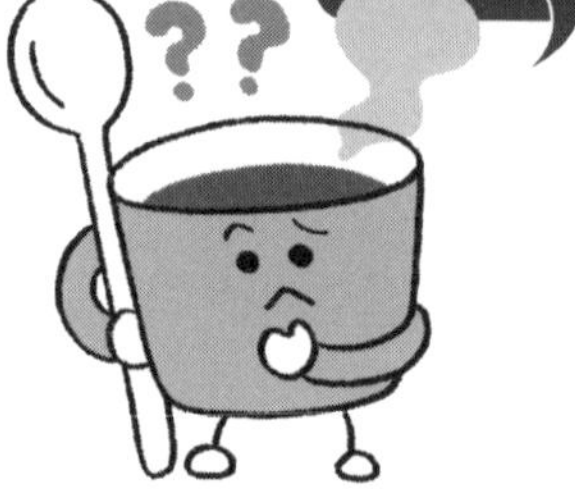

粉末緑茶に抹茶が入っていることはよくあります。身近なスーパーでは、抹茶入りしかないということもあるかもしれません。

緑茶の成分のポイントはカテキンですが、**碾茶《てんちゃ》という緑茶の茶葉から作られている抹茶にもカテキンが含まれている**ため、「あぶら」を落とすスープに抹茶入り緑茶を使っても栄養価的に問題はありません。

そもそも、緑茶に抹茶を加えるのは、風味や色、香りを強化するためといわれています。抹茶は緑茶と比べると、味が濃く、香りが強いのが特徴です。また、今回のスープでは抹茶の鮮やかな色は反映されませんが、あぶらを落とす効果は変わりません。

Q6 いろいろな種類のりんご酢があるのですが……。

A6 成分表示を確認して、甘味料が入っていないものを選びましょう。

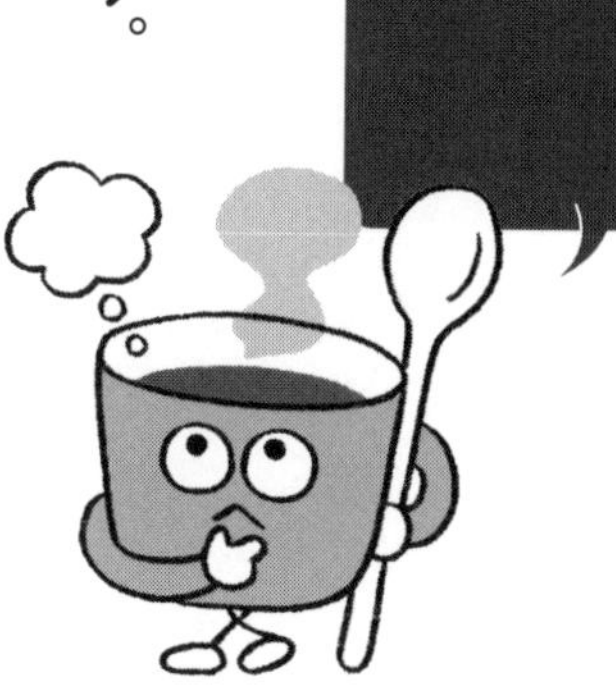

りんご酢は、原料や加工方法によって、**大きく3つのタイプに分類されます。**

●**純りんご酢**…りんごの果汁や果肉のみで作られた酢。

●**調味りんご酢**…りんごの果汁にアルコールを加えて作られた酢。

●**りんご酢ドリンク**…そのまま飲めるように作られた清涼飲料水。

おすすめは、りんごのみで作られた純りんご酢です。調味りんご酢との見分け方ですが、成分表示を確認すると、**原材料表示に「りんご」または「りんご果汁」とだけ書かれている**のですぐにわかります。**スープには調味りんご酢を使用してもかまいません**が、甘味料が含まれていると余分な糖分をとることになるので避けましょう。

Q7 塩分が気になります。

A7 塩分を控えている方でも、1日1杯なら問題ありません。

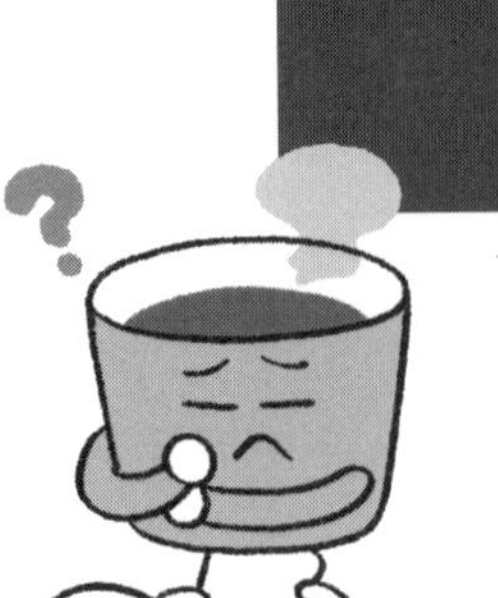

「あぶら」を落とすスープ1杯に含まれる塩分は、1・1g。これは、一般的なみそ汁に含まれる成分とほぼ同じです。

厚生労働省が推奨している1日の塩分摂取量（食塩摂取量）は、男性7・5g未満、女性6・5g未満。1日1杯ならまったく問題ありませんし、**毎食、飲んでも塩分をとりすぎることにはなりません。**

ただし、**スープを飲んで、さらにみそ汁を飲むのはNG。**毎食飲む場合は、みそ汁のかわりにしましょう。また、高血圧や腎疾患の持病があり治療をしているような方は、かかりつけ医に事前にご相談のうえ飲んでください。

Q8 一度に何日分くらい作っていいですか？

A8 2週間分を目安としてください。

「あぶら」を落とすスープのメリットのひとつは、冷凍保存しておいたスープの素にお湯をかけるだけで、いつでも簡単に飲めることです。

その手軽さから、1カ月分くらいを大量に作ってストックしておきたいところですが、**味や栄養価の劣化を考えると、作り置きする量は、2週間分を限度としてください。**また、長く冷凍庫に保存すると臭い移りして風味が悪くなるおそれがあります。

気をつけたいのが、冷蔵庫で解凍してうっかりそのままにしておくことです。**解凍後は、1、2日くらいで飲む**ようにしてください。冷蔵庫の開け閉めは想像以上に多く、その度に劣化していくおそれがあるので注意しましょう。

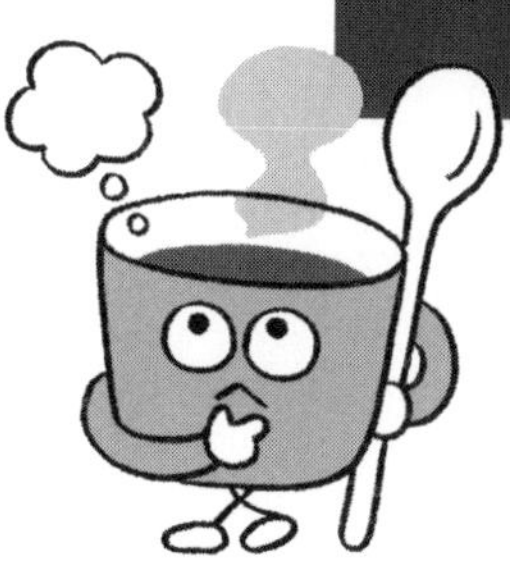

Q9 味が濃すぎる、薄すぎる場合はどうしたらいいですか？

A9 お湯の量をお好みで調整してもOKです。

基本のお湯の量は100㎖ですが、**薄めの味がいいなと思う方なら150㎖、濃い味がいいなと思う方なら80㎖**でもかまいません。お湯の量で効果が変わるわけではありませんから、お好みで調整してください。

「あぶら」を落とすスープは、みそ汁と同じように毎日飲んでも飽きないのが特徴ですが、わかめや三つ葉など、生で食べられる薬味をちょい足しするのもおすすめです。好みはあると思いますが、小さじ1／3～1／4のカレー粉を入れると、いつもと違った味変スープを楽しむこともできます。カレー粉には食欲促進効果もあるので、食欲がないときにもおすすめです。

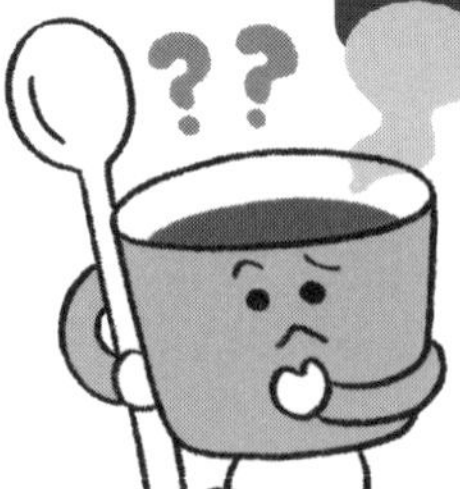

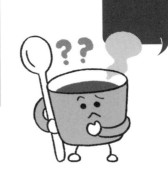

美味しく飲めるお湯の量

ごはんやパンのお供にするなら濃いめがおすすめです。また、濃いめにすると出汁のうま味や風味を強く感じることができます。

推奨量 100ml

濃い味がお好みなら80ml

推奨量としているお湯の量が100ml。これは、出汁のうま味と風味、塩味のバランスが「ちょうどいい！」と感じられる量です。

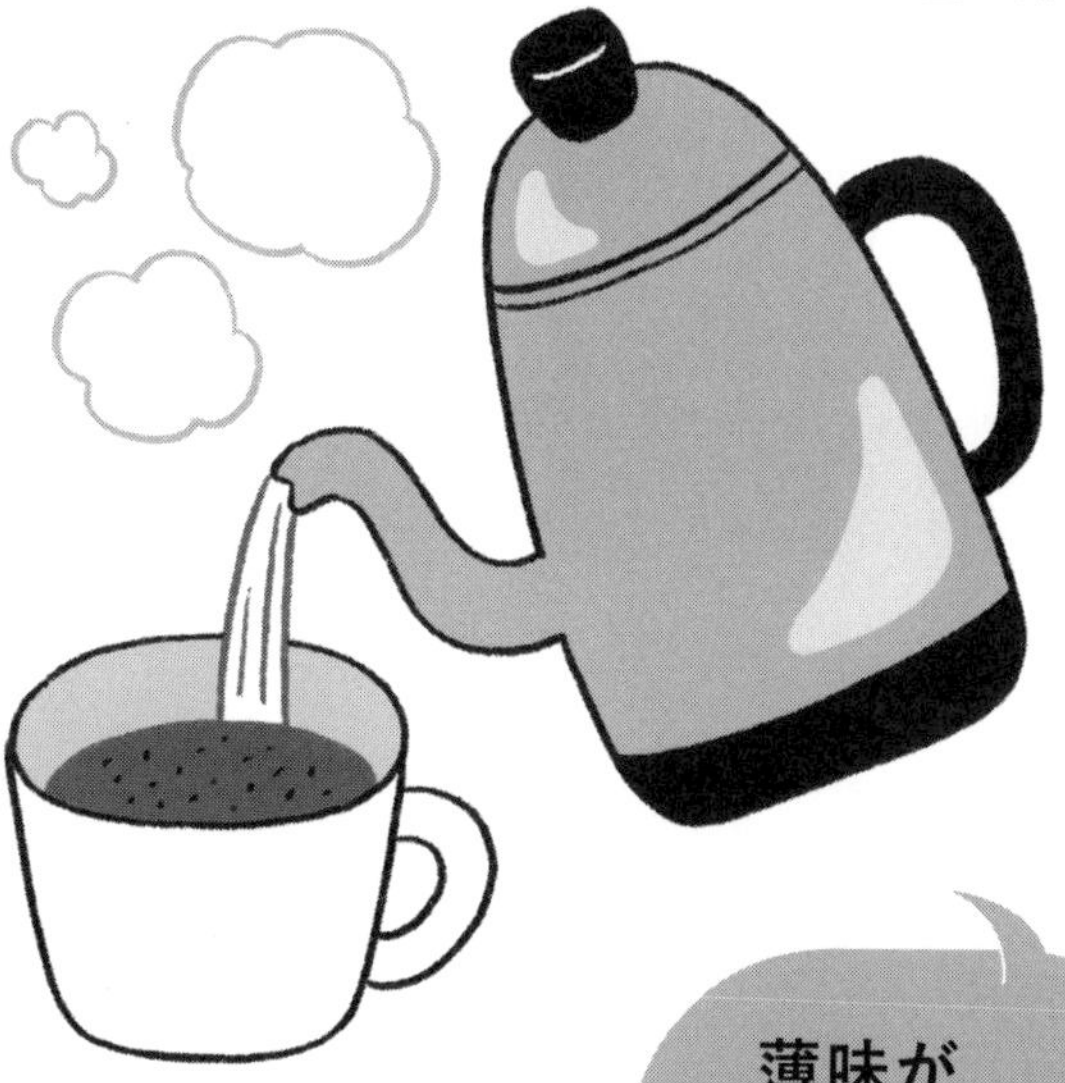

薄味がお好みなら150ml

普段、減塩調理をしている方は少し味が濃いと感じるかもしれません。その場合は、お湯の量を増やしても問題ありません。

Q10 エキストラバージンオリーブオイル以外のオリーブオイルを使ってもいいですか？

A10 バージンオリーブオイル、オリーブオイルでも問題ありません。

エキストラバージンオリーブオイルが手に入らなかったり、値段が高いなぁと思うときには、**バージンオリーブオイルやオリーブオイルを使ってもかまいません。**

ただし、オリーブの実を搾ってろ過しただけの化学的な処理がいっさいされていないバージンオリーブオイル、なかでも酸度が0・8％以下のエキストラバージンオリーブオイルは栄養価がもっとも高く、**ポリフェノールやビタミンEなどの抗酸化物質も豊富に含まれています。**

とはいえ、**バージンオリーブオイル・オリーブオイルにも、オレイン酸などの「よいあぶら」は必要十分な量が含まれています**ので、安心してください。

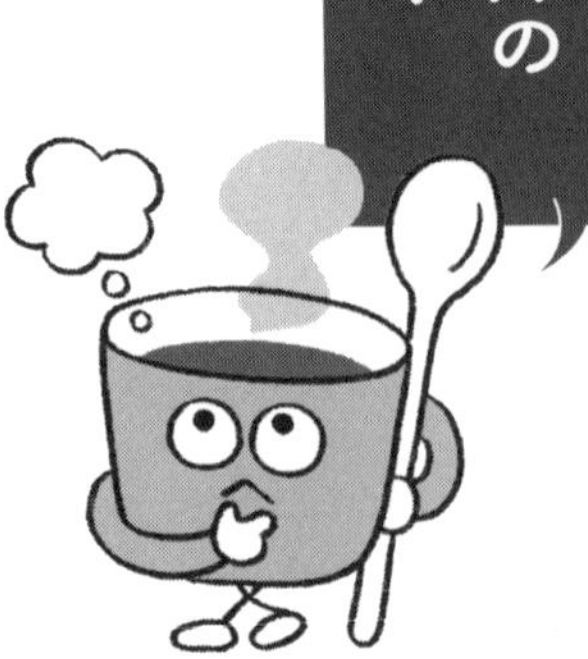

Q 11 かつお粉のかわりにかつお節を使っても問題ありませんか？

A 11 かつお節を使用してもOKです。

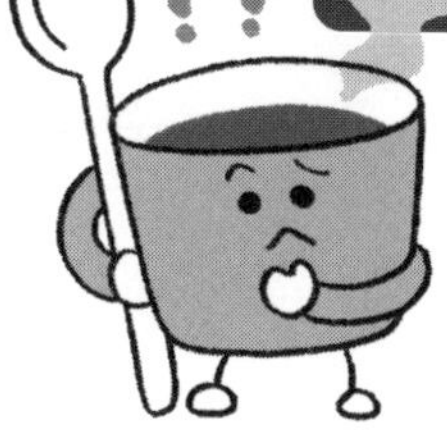

かつお節も、かつおを原料としているため、「悪魔のあぶら」を落とす成分は問題ありません。今回、**スープにかつお粉を使用したのは、飲みやすくするため**です。かつお節だと口に残る感じがするため、飲み込みにくいと感じる方がいるかもしれないと考えたからです。

それが気にならない方は、かつお節を使ってみるのもいいかもしれません。むしろ「食べごたえがあり、〝おかず感〟が出て美味しい」という方もいらっしゃいます。

かつお節でもＯＫな方には、2種類以上の魚の削り節を混ぜた「混合節」もおすすめです。お財布にもやさしく、栄養価も高いので、使ってみてもいい食材です。

Q12

ぬるめ、熱々、どの温度帯がもっとも美味しく飲めますか？

A12

健康効果を活かすなら「ぬるめ」、うま味を活かすなら「ちょい熱」で。

スープの素にお湯を注いだ作り方は、とても簡単ですが、少しぬるく感じるかもしれません。しかし、「ぬるめ」が、スープの健康効果を得るためのベストな飲み方です。

出汁のうま味を感じたいときは、お湯を注いだ後に電子レンジで60～70度程度になるまで温めましょう。加熱時間の目安は６００Ｗで40秒。それ以上加熱すると、熱々になりすぎてうま味を感じづらくなってしまいます。

ちなみに、食べ物を美味しいと感じるのは、温かい料理で60～70度、冷たい料理で

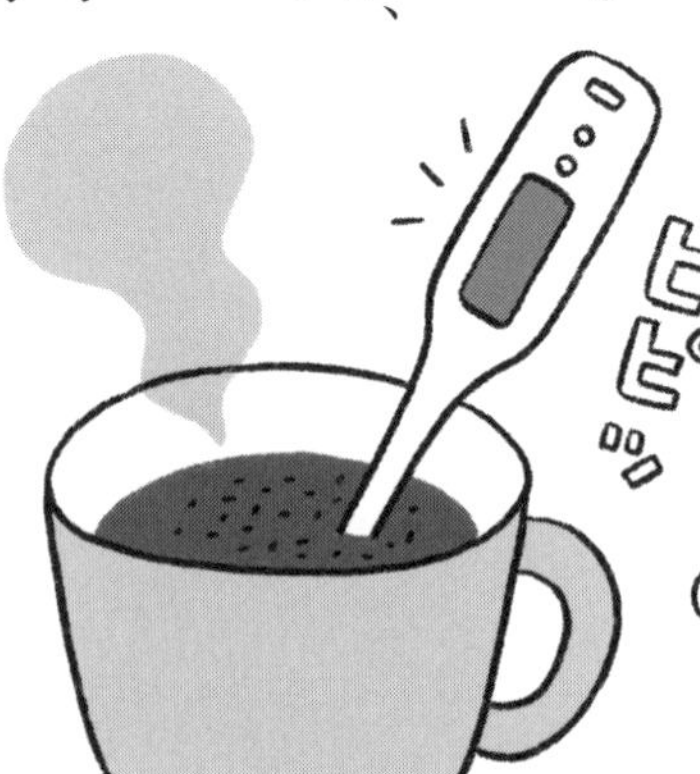

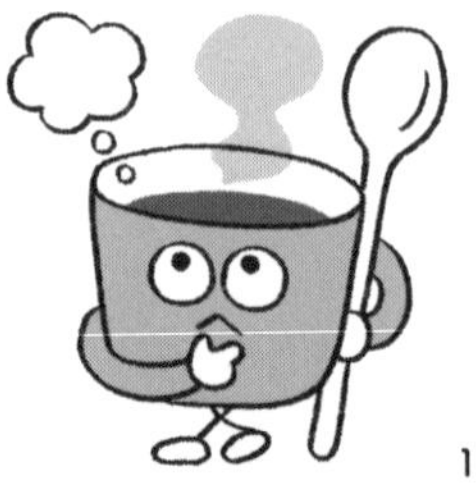

5～12度といわれています。

5つの基本味といわれる「甘味」「塩味」「酸味」「苦味」「うま味」は温度によって感じ方に違いがあるからです。

甘味とうま味は体温に近いと強く感じ、塩味や苦味は低温のほうが強く感じます。料理が冷めると美味しくなくなるのは、塩味と苦味が強調されるからでもあります。五味のなかで酸味だけは、温度による変化はありません。

「ぬるめ」をおすすめするのは、うま味に加えて、香りも引き立つからです。料理にとって、香りも大切な要素です。まずは、「ぬるめ」でスープを味わってみてください。

味覚と温度の関係

	体温より低い温度	体温	高温(70℃以上)
塩味	強く感じる		弱く感じる
甘味	弱く感じる	強く感じる	弱く感じる
酸味	温度の影響なし		
苦味	強く感じる		弱く感じる
うま味	弱く感じる	強く感じる	弱く感じる

Q13 りんご酢や黒ごまなどの食材が余ってしまいます。

A13 余りがちな食材はアレンジレシピで使用できるようにしています。

「あぶら」を落とすスープで使う食材の中で余りがちなのがりんご酢と黒ごまでしょう。余った食材の使い方はアレンジレシピでも紹介していますが、**簡単な方法としては、スープにちょい足しする**ことです。りんご酢や黒ごまを少し多めに入れると、いつもと違ったスープを楽しめます。ちょい足ししても栄養価的に問題はありません。

余ったりんご酢でピクルスを作るのもおすすめです。りんご酢10、砂糖6、塩1の割合で混ぜ合わせて加熱するだけで、ピクルス液のできあがり。あとは、保存容器にピクルス液とお好みの野菜を入れて、冷蔵庫で半日ほど漬けると美味しいピクルスになります。

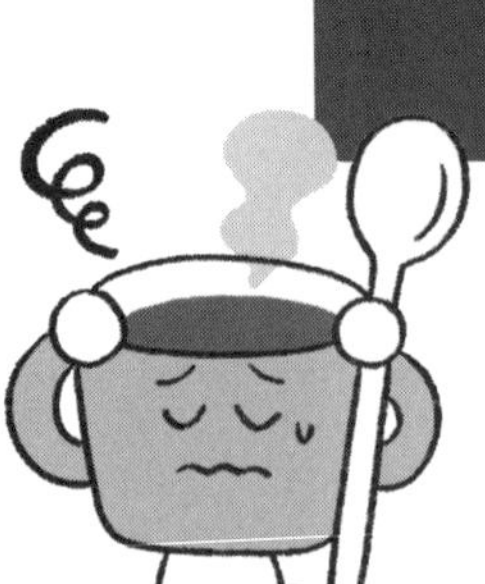

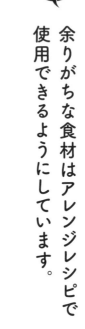

第5章

体のピンチを救う！いますぐ悪魔の「あぶら」をスッキリ落とそう

悪魔のあぶらが体にどのような悪さをするのか？
悪魔のあぶらをいますぐ
退治しなくてはならない理由とは？

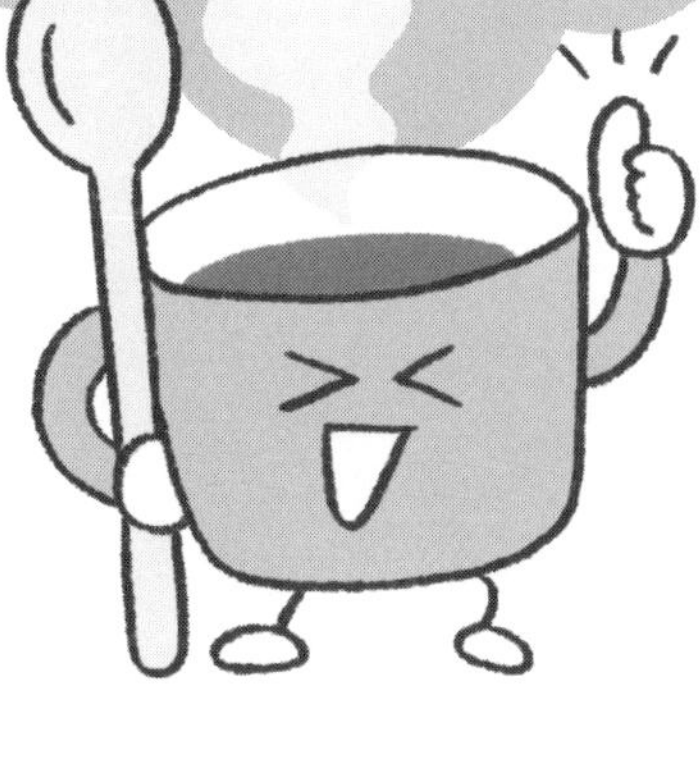

脳梗塞・心筋梗塞になってしまった人の世界

突然ですが、次のページのイラストは、**脳梗塞になってしまったAさんの世界**です。

Aさんは63歳の男性。社交的な性格で、タバコもお酒も大好きでした。また、休日はクルマを走らせることが楽しみのひとつです。

しかしある日、頭が恐ろしいほどに痛み出し、救急搬送されます。

結果は、脳梗塞。**一命はとり留めたものの、そこから生活がガラリと変わりました。**

医師からは「クルマの運転もやめたほうがいいでしょう」といわれてしまいました。

当然、タバコやお酒にも指導が入ります。

さらに、うまく言葉が出ず、自分で思っていることが相手に伝えられず、話すことが億劫になっていきます。そうして、友人もいなくなり、趣味も楽しめなくなったAさんは、家に引きこもり、ふさぎがちになってしまいました。

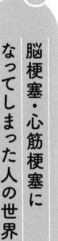

脳梗塞になった
Aさんの世界は……

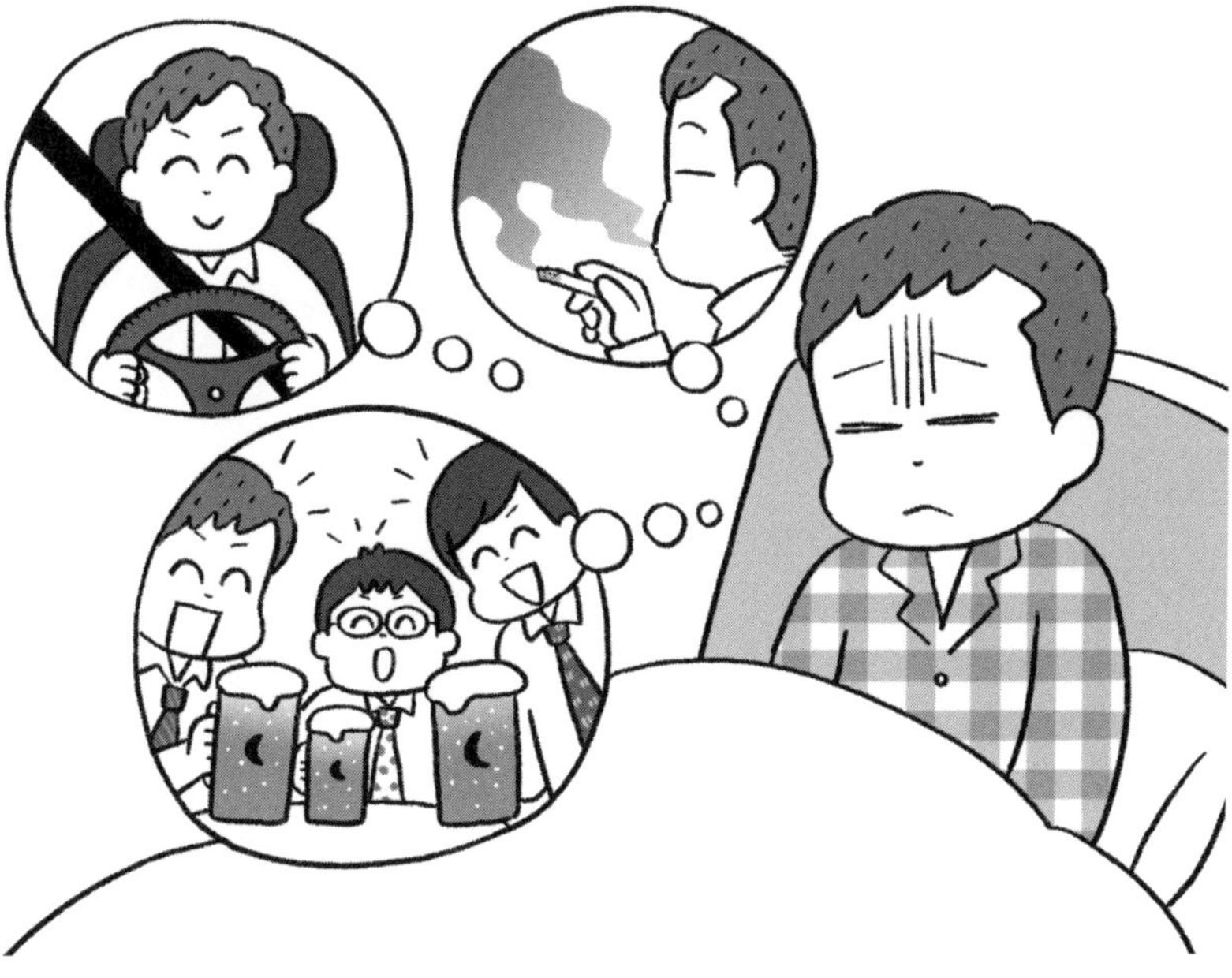

私の患者さんの中にもAさんのような方がいらっしゃいます。後悔先に立たずです。ですから、自覚症状がない方にもスープを飲んでいただきたいのです。また、定期的に血液検査を受けて体の状態を把握しておくこともおすすめします。

脳梗塞は、発症後1年で12・8％、5年で35・3％、10年で51・3％と、**10年以内には約2分の1の確率で再発**するといわれています。Aさんは、**また脳梗塞で倒れるかもしれない、という恐怖を感じながら残りの人生を生きていく**ことになります。

いかがでしょうか。

医療技術が進んだいま、発症から4時間半以内に血栓溶解剤を静脈に注射できれば、約4割が後遺症をほとんど残さないレベルまで回復できるといいます。

それでも**半分以上の確率で、後遺症が残る人はいる**ということです。

脳のどの部分が、どの程度の損傷を受けたかで異なりますが、よくある脳梗塞の後遺症は次のようなものです。

- ●運動機能の障害…体の片側をうまく動かせなくなります。
- ●言語障害…話すこと、理解することが難しくなります。
- ●視覚障害…視野の一部が欠けたり、二重に見えたり、ものが見えにくくなります。
- ●認知障害…記憶力が落ちたり、注意力が散漫になったりします。

●感覚障害…痛みや温度を感じとれなかったり、異常な感覚が生じたりします。
●情緒的な変化…落ち込んだり、急に笑ったりなど、気持ちが不安定になります。
●嚥下《えんげ》障害…食べ物を飲み込むのが難しくなります。

さらに、**脳梗塞の再発の確率がぐんと上がる**ことで、認知症になる確率も高まってしまいます。

じつは、寝たきりになってしまう原因の第1位が脳卒中。再発を繰り返すうちに、どんどん体が弱って、寝たきりになってしまうのです。

心筋梗塞も、医療技術の進歩により、発症後6時間以内に治療を開始できれば、約9割の人が助かるといいます。しかし、**どれだけ迅速に治療が行われたとしても、心臓が受けたダメージは大きく、回復後も心不全や不整脈などの症状が表れる**おそれがあります。

代表的な症状としては、息切れやむくみです。

心筋梗塞を発症するまでは難なくこなせていた動作でも、すぐに息切れしてしまうような状態に陥ることもあります。症状がひどくなると、会話をしたり、食事をすることさえつらくなることもあります。

脳梗塞も、心筋梗塞も、発症したからといって必ず命を失う病気ではありません。しかし、**発症する前とまったく同じ生活に戻ることは、正直、難しい**と思います。脳梗塞や心筋梗塞の原因となる悪魔のあぶらをためることは、本当に怖いということがご理解いただけたかと思います。

でも、大丈夫です。いまから「あぶら」を落とすスープを飲めば、リスクを減らしていけます。

まずは、次のページで、いまあなたの血液と体の中に、脳梗塞・心筋梗塞につながりかねない悪魔のあぶらがどれくらいたまっているか、チェックしてみましょう。

あなたの体の中のあぶらは、いいあぶら、悪いあぶら？

「悪魔のあぶら」のたまり度チェック

□中性脂肪値や悪玉（LDL）コレステロール値が高いといわれたことがある
□最近、おなか周りが出てきている
□血糖値が高いといわれたことがある
□青魚を食べることがめったにない
□野菜は嫌いだからあまり食べない
□食事のときは、最初に白米やパンを食べる
□無糖以外の清涼飲料水やエナジードリンクなどをよく飲む
□間食をとることが多い
□ハムやソーセージなどの加工肉を好んで食べる
□菓子パンやケーキなど甘いものが大好きでよく食べる
□果物が好きでよく食べる
□睡眠不足が続いている
□イライラすることが多く、ストレスがたまっている
□運動をする習慣がない。体を動かす機会があまりない
□喫煙習慣がある

※当てはまった数を教えてください ＿＿＿＿＿＿＿＿

3個以下

いまのところ、悪魔のあぶらはたまっていない可能性が高いですが、「あぶら」を落とすスープをとり入れることでさらに健康状態をアップできるでしょう。

4～8個

もしかすると、悪魔のあぶらが暴れはじめているかもしれません。できるところから改善しながら、「あぶら」を落とすスープを飲みはじめましょう。

9個以上

悪魔のあぶらがたっぷりたまっていると考えられます。あぶらを落としはじめないと、近い将来、体のあちこちに症状が表れる可能性が。

※最初の3項目のなかのひとつでも当てはまった人は3個以下でも要注意です！

内臓脂肪と皮下脂肪、どっちのほうがアブナイ？

皮下脂肪と内臓脂肪、どちらにたまっているあぶらが体に悪いことをしているのかというと、内臓脂肪としてたまっているあぶらのほうです。

というのは、内臓脂肪が必要以上にたまると、脂肪組織から分泌されるアディポサイトカイン（生理活性物質）のバランスが崩れるからです。そして、さまざまな影響が体に表れるようになります。

まず、**インスリンの働きが悪くなります。**

インスリンとは、血液中のブドウ糖をエネルギー源として細胞にとり込むために働くホルモンで、うまく働かなくなると、血液中にブドウ糖があふれるようになります。いわゆる高血糖状態です。**長く続くと糖尿病のリスクが高まります。**

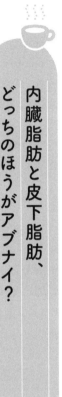

2つめは、**免疫力が弱くなります。**

免疫とは、私たちの体を病原菌やウイルスなどから守ってくれる防御システムで、そのプロセスのひとつに「炎症」があります。

アディポサイトカインのバランスが崩れると、この炎症が慢性化してしまいます。**炎症が続くと防御システムが疲弊して免疫力が弱くなり、心血管疾患や糖尿病のリスクを高める**ことになります。

3つめは、**あぶらをエネルギーとしてうまく活用できなくなります。**

どういうことかというと、あぶらをうまく使えなくなると、**血液の中に使えきれなかった中性脂肪や悪玉（LDL）コレステロールがあふれ出る**ようになります。

また、血液の中のコレステロールの量は、健康な体であれば一定に保たれています。食事でとったコレステロールが多ければ肝臓などで作る量を減らし、少なければ作る量を増やします。食事でとるコレステロールの量は、血液の中の総コレステロール量の約2割といわれています。

つまり、**LDLコレステロールが悪魔のあぶらになってしまうのは、内臓脂肪が**

たまりすぎることで、体がLDLコレステロールの量を調整できなくなってしまうせいなのです。

すぐに体に異変が表れるわけではありませんが、中性脂肪が増えてLDLコレステロールが小型化して血管にたまり続けると、やがて**動脈硬化、さらには心筋梗塞、脳梗塞**を引き起こします。

内臓脂肪の悪影響はまだあります。アディポサイトカインのバランスが崩れると、**血圧を上昇させるだけでなく、血栓ができやすくなる**といわれています。

内臓脂肪が、いかに恐ろしい存在であることがご理解いただけたかと思います。自覚症状がないのにある日突然、Aさんのような深刻な事態に陥る……。

そんなことにもなりかねないのです。

なぜ、白米は「あぶら」ではないのに、食べすぎると体に「あぶら」がたまるのか

悪魔のあぶらの根源である内臓脂肪にたまるあぶらは、食事からとるあぶらだけではありません。

じつは、**炭水化物もあぶらとして蓄えられています。**

正確には、**炭水化物に含まれる糖質**です。

糖質は、私たちが食べているさまざまなものに含まれています。

白米やパンなどの主食もそうですし、うどん、ラーメン、パスタなどの麺類、ケーキやまんじゅうなどの甘いもの、さらには、さつまいもや、里いもなどのいも類、果物、せんべい、清涼飲料水などにも含まれています。

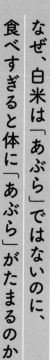

でも、白米は「あぶら」でもないのに、体の中に入ると「あぶら」になってしまうというのは不思議ですよね。どういう仕組みなのかみていきましょう。

食事で糖質をとると、胃や腸の消化管でブドウ糖（グルコース）に分解・吸収され、肝臓を経由して血液の中に流れ込みます。血糖値とは、血液の中に含まれるブドウ糖の濃度のことです。

血糖値が上昇すると、すい臓からインスリンというホルモンが分泌され、ブドウ糖がエネルギー源として各細胞にとり込まれます。すぐに使われないブドウ糖は、肝臓や筋肉にグリコーゲンという物質に形を変えて蓄えられます。

しかし、グリコーゲンをためられる量には限界があるため、**残りは脂肪細胞に放り込まれ、中性脂肪として蓄えられる**ことになります。つまり、あぶらをとっていなくても、**糖質をたくさんとると、中性脂肪がどんどんたまっていく**ことになるのです。

みなさんのまわりにいる、白米大好きでどんぶりご飯を食べている人やラーメンが大好きでしょっちゅう食べている人は、ちょっと肉づきがよくありませんか。太っていませんか。それは、あぶらをたくさんとったからではなく、糖質をたくさんとっているからなのです。

そして、**太っている人ほど注意してほしいのが、食後の血糖値の急上昇**です。なぜなら、さらにあぶらをためる悪循環に陥るからです。

早食いやドカ食いをすると**血糖値が急上昇してインスリンが大量に分泌されて、あふれているブドウ糖を一気に脂肪細胞に放り込みます。**そうすると、反動で血液中のブドウ糖が一気に少なくなります。すると、すぐにおなかが空いてまたごはんを食べたくなります。つまり、**食べれば食べるだけ、さらに太ることになる**のです。

血糖値の急上昇、急降下を「血糖値スパイク」といいますが、**血糖値スパイクは太るだけでなく、血管にダメージを与える**ことにもなります。

血糖値スパイクを起こさないようにするために有効なのが、**第1章でご紹介した「スープファースト」**です。炭水化物を口に入れる前にスープを飲めば、糖質の吸収がおだやかになります。

糖化で「悪魔のあぶら」の凶悪化が加速する

美味しそうなホットケーキを想像してみてください。

こんがりと焼けていて美味しそうです。

突然ですが、**あなたはホットケーキがなぜこんな風にこんがり焼けるのかご存知ですか?**

答えは、**砂糖と卵や牛乳を混ぜているから**です。

どういうことかというと、砂糖と卵や牛乳のたんぱく質同士が結びつき、性質が変わることによって、こんがりと焼けて褐色《かっしょく》になっていくのです。

じつは、体内でも同じことが起きます。これを「**糖化**」といいます。

この言葉、聞いたことがある方もいらっしゃるかもしれませんね。

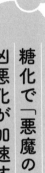

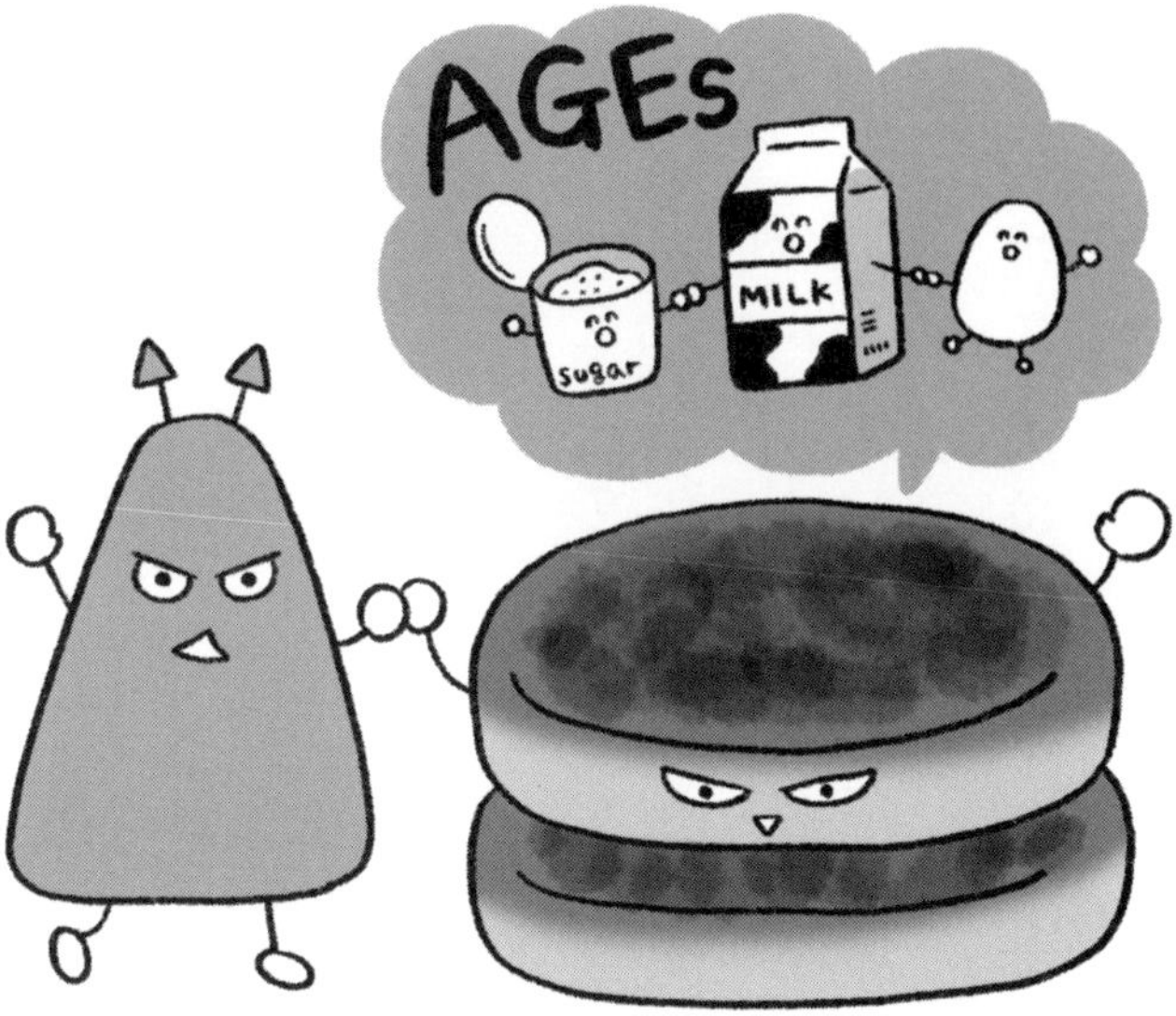

悪玉コレステロールはAGEsという物質とタッグを組むことでさらに凶悪化します。糖のとりすぎに注意しなくてはいけないのは、血糖値の問題だけではないのです。

糖化を引き起こす大きな原因は、糖質のとりすぎです。

体の中にあるたんぱく質やあぶらに、エネルギーに変換されずに余っているブドウ糖が結びつくとあぶらは凶悪化してしまいます。そして、進行すると**AGEs（糖化最終生成物）という物質が作り出されます。**

体内で起こる酸化現象を「体がさびる」といいますが、**糖化現象を「体がこげる」**といいます。どちらも、**老化を促進する現象として問題視されています。**糖化が進行すると、肌のハリや弾力がなくなったり、しわやシミができやすくなったりするといわれています。

また、**糖化も酸化と同じように、血管や内臓に大きなダメージを与えます。**

糖化が進行すると、凶悪化した悪魔のあぶらが、さらに体の中で暴れ回ります。というのは、**AGEsが悪玉（LDL）コレステロールの酸化を促進する**からです。**AGEsがたまればたまるほどLDLコレステロールもたまりやすくなり、動脈硬化を進行させる**ことになります。当然、心筋梗塞や脳梗塞のリスクも高くなります。

糖化は、アルツハイマー病の発症と進行にも影響を与えるとも考えられています。健康な高齢者と比べると、**アルツハイマー病の患者さんの脳には、約3倍ものAGEsが蓄積されていた**という報告もあります。

AGEsは**除去されにくく、体内に蓄積されやすい**特性をもちます。ある意味、

悪玉コレステロールの酸化を促進させる活性酸素よりも、厄介な存在かもしれません。

さらには、活性酸素を除去するための抗酸化作用がある食品が多い一方、ＡＧＥｓを除去するための食品は非常に少ないのです。これは困ったものです。

とにかく、**ＡＧＥｓは作らない、ためない**ことが大切です。そのためにも、糖質をとりすぎないようにしましょう。

中肉中背のほうが ちょっとだけ長生きできる？

悪いあぶらをとりすぎても、糖質をとりすぎても、悪魔のあぶらはたまります。そして、その**たまり具合がひと目でわかるのが肥満**です。

肥満度を測る指標として国際的に用いられているのが、**「BMI」**です。

ＢＭＩの算出方法は、体重（kg）÷（身長（m）×身長（m））。

日本人の場合の判定基準は、次の通りです。

「肥満」…25以上
「普通」…18・5以上25未満
「やせすぎ」…18・5未満

ＢＭＩの理想的な数値は22です。その理由は、30〜59歳の日本人の男女約5000人を対象とした研究で、ＢＭＩ22近辺の人たちが健康診断での異常値がもっとも少なかったからです。

しかし、40〜59歳の男女約2万人ずつを10年間追跡調査した、ＢＭＩと総死亡率との関係を調べた研究によると、ＢＭＩ23〜24・9の人たちがもっとも死亡率が低かったことがわかっています。

つまり、ＢＭＩ22ではなくても、ちょっと太めくらいまでなら、悪魔のあぶらはおとなくしているといえます。

ただし、中肉中背だからといって安心しすぎるのもよくありません。

見た目は太っているように見えなくても、ＢＭＩが普通の範囲でも、体脂肪率が高い場合があるからです。

それが、**「かくれ肥満」**です。

おなかがぽっこり出ていなくても、内臓脂肪がたまっている人はよくいます。体脂肪率を測って驚かれる人もいます。ちなみに、**体脂肪率が男性なら25％以上、女性なら30％以上だと、かくれ肥満**が疑われます。

悪魔のあぶらが暴れはじめているかもしれません。

知らないうちにとっている!?
悪魔のあぶらをためる3大注意食品

悪魔のあぶらの凶悪化を防ぎながら、たまっている悪魔のあぶらを落とし、たまらない食生活に変えていく。それが、「あぶら」を落とすスープの戦略です。

主役となるのが、エキストラバージンオリーブオイルやかつお粉のよいあぶら。ただし、1日1杯「あぶら」を落とすスープを飲み続けても、**必要以上に悪いあぶらをとったり、糖質をとったりしていると、効果は半減してしまいます。**

気をつけてほしいのは、**知らないうちにとってしまっている、食品からの悪いあぶらや糖質**です。ここからは、とくに注意していただきたい「3大注意食品」をご紹介します。

①ハムやソーセージ、ベーコンなどの加工肉

スーパーで買える加工肉は安いし、保存性も高く、たんぱく質もとれるため、活用している人は多いと思います。しかし、とりすぎはいけません。

まず、**加工肉には、悪いあぶらである飽和脂肪酸が多く含まれています。**

そして、腐敗を防いだり、美味しくしたりするための添加物も使用されています。添加物のなかには、発がん性が疑われるものも含まれています。WHOからは、**「加工肉を毎日食べた場合、50gごとに大腸がんを患う確率が18%上昇する」**という恐ろしい研究結果も報告されています。

②果物

健康によいイメージのある果物ですが、糖質を多く含んでいます。

しかも、**果物に含まれる「果糖」という糖質は、ほかの糖質よりも小腸で吸収されるスピードが速く、血糖値を急上昇させる**という特性をもちます。その結果、**中性脂肪がたまりやすくなります。**

③健康飲料

ビタミンやミネラルなどが含まれている健康飲料は、飲むと元気になるような気がしますが、その多くには、**美味しくするために糖類や甘味料が添加されています。**たしかにビタミンやミネラルなどは補給できますが、同時に、よけいな糖質もとってしまうことになります。

気をつけていただきたいのが、果汁100%ジュースや、果汁入りの野菜ジュースです。健康なイメージがありますが、果物に含まれている**吸収スピードの速い糖質をたくさんとること**になるからです。

糖質のとりすぎを避けるには、**食品のパッケージや包装紙に明記されている栄養成分表示を確認する**ようにすることです。炭水化物の表記は義務づけられているので、どれくらいの糖質が含まれているのかすぐにわかります。

意外なものに糖質がたっぷり含まれていて驚くことがあるかもしれません。悪魔のあぶらをためないためにも、栄養成分表示を確認することを習慣づけましょう。

睡眠不足の人は肥満になりやすい

日本人の睡眠時間は、世界でも短く、質も低いとされています。

「仕事や家事に忙しいし、どうしても睡眠時間が確保できない」

「ダラダラとスマホを見ているうちに眠れなくなってしまった……」

そんな方もいらっしゃるかと思いますが、できる限り睡眠時間を確保することをおすすめします。

というのは、睡眠と内臓脂肪との関係については国内外で多くの研究が行われていて、**十分な睡眠がとれないと内臓脂肪が蓄積される**ことがわかっているからです。

たとえば、2005年のコロンビア大学の研究では、平均睡眠時間7時間の人に対して、4時間以下の人は73%、5時間以下の人は50%、肥満率が高くなったと報告されています。

原因と考えられているのは、「レプチン」と「グレリン」という2つのホルモンです。**レプチンは食欲を抑制するホルモンで、グレリンは食欲を増加させるホルモン**です。

十分な睡眠がとれているときは、この2つのホルモンのバランスがとれていますが、睡眠不足になると、レプチンの分泌が減少し、グレリンの分泌が増加します。

つまり、睡眠不足が続くと食べたい気持ちが抑えきれなくなり、食べる量が増えて、内臓脂肪が増える可能性があるということです。

2004年のスタンフォード大学の調査では、**平均睡眠時間5時間の人は、8時間の人よりレプチンが約15%減少し、グレリンが約15%増えた**と報告されています。

また、睡眠不足は、ストレスホルモンといわれる「コルチゾール」を増やすといわれています。

コルチゾールが増えると、糖質の多い食べ物を食べたくなることがあります。みなさんも、イライラしてストレスを感じたときに甘いものやスナック類、麺類などを食べたくなったことはありませんか。それは、コルチゾールが食欲を刺激したのかもしれません。

コルチゾールが増えると、あぶらの代謝が悪くなるともいいます。それだけ悪魔のあぶらがたまりやすくなるのです。

十分な睡眠がとれないと、悪魔のあぶら落としも滞る可能性があります。

せっかくスープで悪魔のあぶらをためない体を作っているのですから、しっかり睡眠の面からも悪魔のあぶらをためない体にしていきましょう。

「あぶら」を落とすのに効果的な「ニート」とは？

たっぷりたまっている悪魔のあぶらを落とす点でいえば、睡眠以上に効果を期待できるのが、運動です。

……というと、**「やっぱりそんなことというんだ〜！　それができたら苦労しないよ〜」**という声が聞こえてきそうです。たしかに、運動靴を履いて、動きやすい服装に着替えて……となるとなかなかハードルが高いですよね。

そこで、**私がおすすめしているのは、「ニート」**です。

ニートと聞くと、ヒモみたいな人を思い浮かべると思いますが（笑）、ここでいうニートとは、「Non-Exercise Activity Thermogenesis」（非運動性熱産生）というものです。

少しわかりにくいので具体例を挙げると、

●エレベーター・エスカレーターを使わずに階段を使う

●ひと駅分手前で降りて歩く

●少しの距離であれば自転車やクルマを使わない

など、**「運動」とまでもいかない行動**のことをいいます。

ある調査では、肥満者と非肥満者を比べると、肥満者は歩行なども含めて立っている時間が、平均で1日約150分も少なかったという報告があります。

なるべく座っている時間を減らして、**日常生活の中で積極的に体を動かすようにすることも、スムーズに「あぶら」を落とす秘訣**といえます。

つらい運動を無理にする必要はありません。**いつもよりちょっとだけ歩くなど、心がけるだけでも、数値を大きく改善することにつながる**のです。

たんぱく質で運動効果がさらにアップ!

運動効果をさらに高めるために意識してとってほしいのが、筋肉の材料になるたんぱく質です。

筋肉はエネルギーや糖の最大の消費器官であり、筋肉が多い人ほどよけいな「あぶら」や「糖」を体にためずにすむからです。

筋肉量のピークは、一般的に30代前後といわれていて、運動習慣がない人は加齢とともに徐々に減少していきます。

お尻や太ももなどの大きな筋肉は、40代以降は約1%ずつ落ちていくといわれます。40歳の人なら、80歳になると40%減。太ももの筋肉は約半分になってしまうということですから、怖い老化現象です。

食い止めるには、たんぱく質をとることと、運動を欠かさないことです。もちろん目標は筋肉量の維持ですから、きつい運動をする必要はありません。**散歩やウォーキングなどの軽い運動で十分**です。

たんぱく質はいろいろな食品に含まれていますが、良質なたんぱく質といわれるのは、たんぱく質を構成しているアミノ酸のうち、**人体で作ることのできない9種類の必須アミノ酸がバランスよく含まれている食品**です。

具体的には、**肉や魚、卵、牛乳、大豆製品**などになります。中でも、肉は少量で良質なたんぱく質がとれるすぐれた食品ですが、その一方で、飽和脂肪酸を多く含んでいることが難点です。脂身のほとんどない赤身であればいいのですが、歯の悪い方には硬い肉はつらいですよね……。やはり、よいあぶらもとれることを考えると、魚や大豆製品をたくさん食べるのがおすすめです。

「あぶら」を落とすスープの材料にかつお粉を使用したのは、かつお粉には9種類すべての必須アミノ酸が含まれているからです。つまり、スープは筋肉作りにも有効ということです。

2種類のたんぱく質を組み合わせてとろう

植物性たんぱく質

植物性の食べ物に含まれるたんぱく質です。納豆、野菜にも含まれていますが、豆腐、厚揚げ、豆乳などの大豆製品がもっとも含有量が多いため、おすすめです。

動物性たんぱく質

肉や魚などの動物性の食品に含まれるたんぱく質です。赤身肉は少量でたくさんのたんぱく質がとれますが、魚はEPA・DHAという良いあぶらも同時にとれるので肉よりも魚がおすすめです。

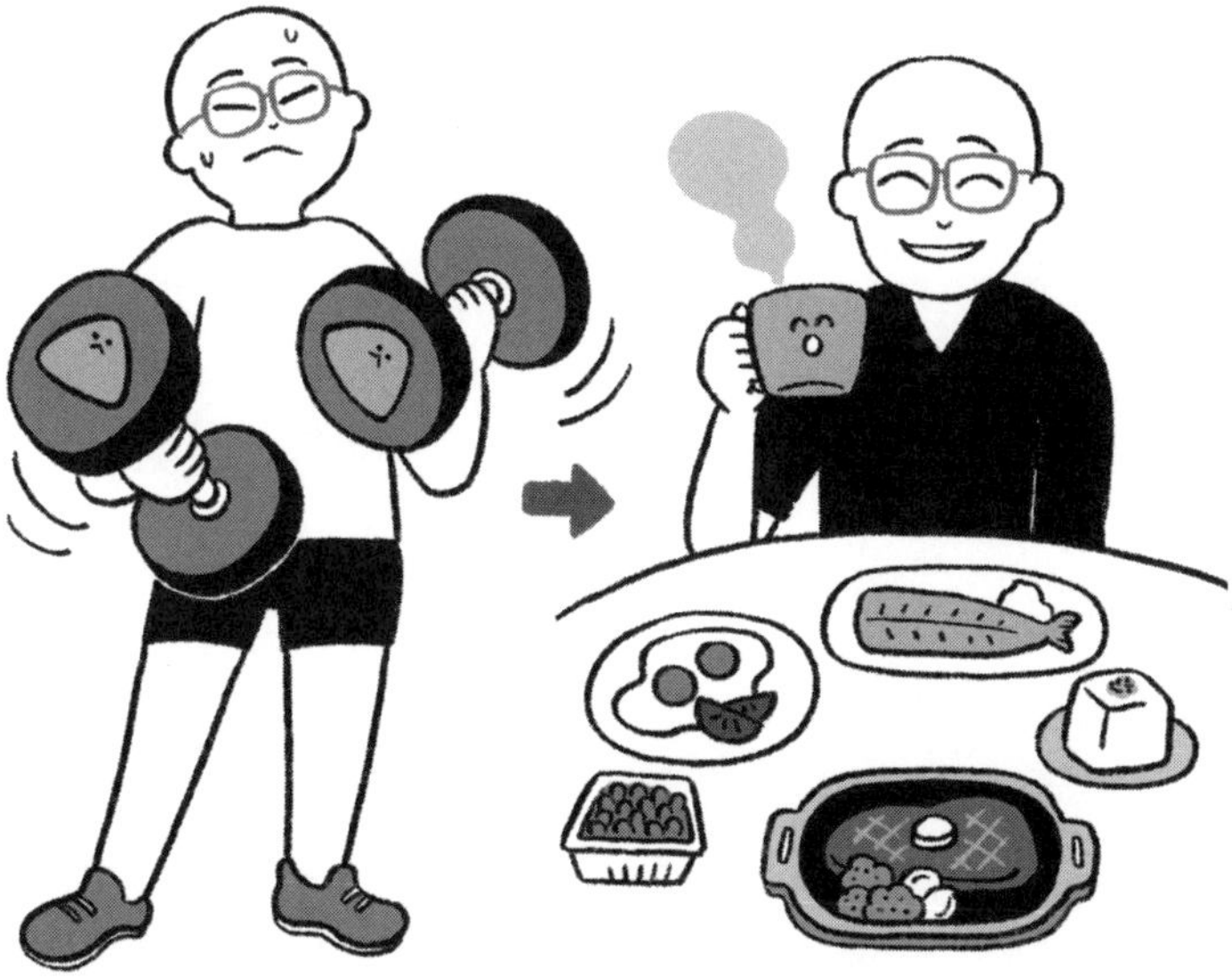

私も定期的に、筋トレやランニングを行って筋肉を落とさないように心がけています。もちろん、たんぱく質が豊富な食品も3食しっかり食べています。

脳の約60％は、あぶらでできている

ここまで、あぶらの恐ろしさについて語ってきましたが、少しだけ別の視点からのお話をさせてください。

なぜ、体にあぶらは必要なのか？　というお話です。

じつは、**脳の約60％は、あぶらでできている**といわれます。

筋肉や骨の材料になるたんぱく質はイメージがつきやすいですが、あぶらも私たちの体を作っているというのは、ちょっと意外に思われたかもしれません。

ほかにも、あぶらは、細胞膜の材料になります。**私たちの体は約60兆個の細胞でできているといわれますが、その一つひとつを囲む膜を作り、守っているのがあぶら**で

す。また、あぶらは、体のさまざまな機能を調節するホルモンの材料にもなります。あぶらが足りずに細胞膜が弱くなると免疫力も低下します。

さらに、炭水化物（糖質）やたんぱく質と並ぶ重要なエネルギー源になります。しかも、その供給量は、炭水化物やたんぱく質が1gで4キロカロリーに対して、あぶらは9キロカロリーと約2倍。**もっとも効率のよいエネルギー源**ということです。

私たちの体が、ついついあぶらをためてしまうのは、使われなかったエネルギーを蓄えておくには、あぶらの状態がいちばんいいからなのです。

嫌われがちなあぶらですが、あぶらがなければ生きていけません。必要以上にとりすぎたり、ためたりすることが悪いのであって、不要なものではないのです。

正義の反対は、反対側の正義。悪魔のあぶらにも大切な役割がある

さらに、悪魔のあぶらも私たちにとっては必要な存在です。


正義の反対は、反対側の正義。

こんな言葉があります。

正義の反対は悪と決めつけしまうこともありますが、じつは**悪（とされている側）なりの正義があることも多い**です。


これまで散々、悪者扱いしてきた「悪魔のあぶらコンビ」。

別の視点から見てみると、悪魔のあぶらコンビにも、別の顔があります。

彼らは彼らなりに、私たちの体のために働こうとしてくれているのです。

例えば、中性脂肪は、分解されてエネルギーとして使われます。脂溶性ビタミンの吸収や体温の維持、臓器の保護などに使われるのも、中性脂肪です。**中性脂肪が少ないと、体内にエネルギーの蓄えが少ない状態なので、「なんとなく疲れる」「寝ても寝ても体力が回復しない」といった慢性的な疲労**を感じやすくなります。また、**低体温になったり、冷え性がひどくなったりする**こともあります。

また、コレステロールは、細胞膜やホルモンなどの材料になります。血液中のコレステロールには2種類あり、コレステロールを細胞に届ける役割の悪玉（LDL）コレステロールと、余ったコレステロールを回収する善玉（HDL）コレステロールです。

どちらのコレステロールもなければ、わかりやすいところでいうと**肌や髪はボロボロ、血管や細胞壁が弱くなる**、ということにもなりかねないのです。

悪魔のあぶらコンビは、じつは不器用です。

彼らともうまく付き合っていってあげることが健康の秘訣でもあるのです。

悪玉・善玉
コレステロールはどちらも必要！

悪玉コレステロールもゼロでは健康を保つことはできません。善玉コレステロールも、多すぎれば動脈硬化などを引き起こします。コレステロールはうまく連携をとりあって、共存できている状態が理想なのです。

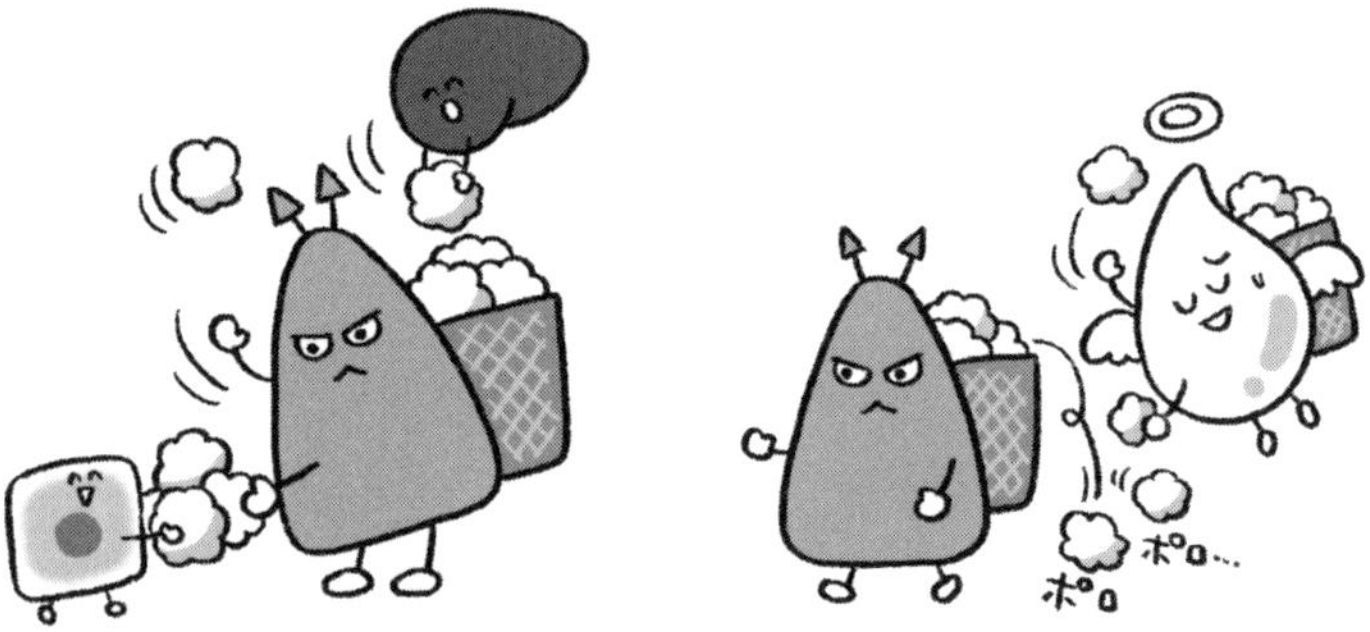

LDLコレステロール（悪玉）の働き

悪玉コレステロールは、肝臓で作られたコレステロールを血管を縦横無尽に駆け巡って全身の細胞に運ぶ役割をもっています。それらのコレステロールは細胞内にとり込まれ、さまざまなホルモンや細胞膜を作るときに材料として使われます。

HDLコレステロール（善玉）の働き

悪玉コレステロールはとてもおっちょこちょいです。細胞に運ぶはずのコレステロールを血液中にポロポロと落としていきます。それを拾い上げるのが善玉コレステロールです。さらに、拾い上げられたコレステロールを肝臓に戻してくれます。

第6章

毎日、快調生活！「あぶら」を落とすスープには、いいことがいっぱい

「あぶら」を落とすスープを続けると
体にはどのような変化が現れるのか？
知れば知るほど飲み続けたくなること
間違いなしです。

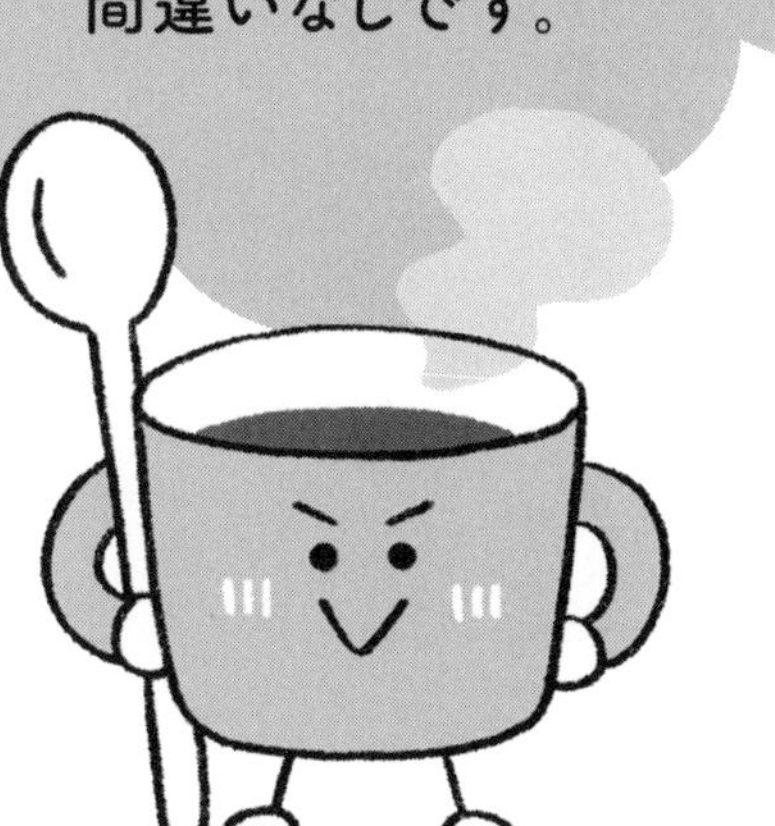

ドロドロ血液をサラサラ血液にすると、血圧が下がる

「あぶら」を落とすスープで悪魔のあぶらが落ちていくと、それにともないドロドロの血液もサラサラになっていきます。

ドロドロ血液になる理由はいろいろありますが、悪魔のあぶらをためてしまう食生活もそのひとつです。

悪いあぶらと糖質をとりすぎると、**血液中に漂うブドウ糖が増えて血液の成分である赤血球が硬くなり、中性脂肪が増えすぎると血小板がくっつき合って大きな塊を作りやすくなります。**すると、血液がドロドロになり、血液が流れにくくなり、血栓もできやすくなります。

ドロドロ血液がサラサラになると、血液が血管内をスムーズに流れるようになりま

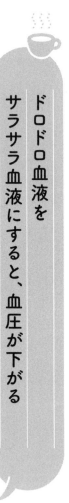

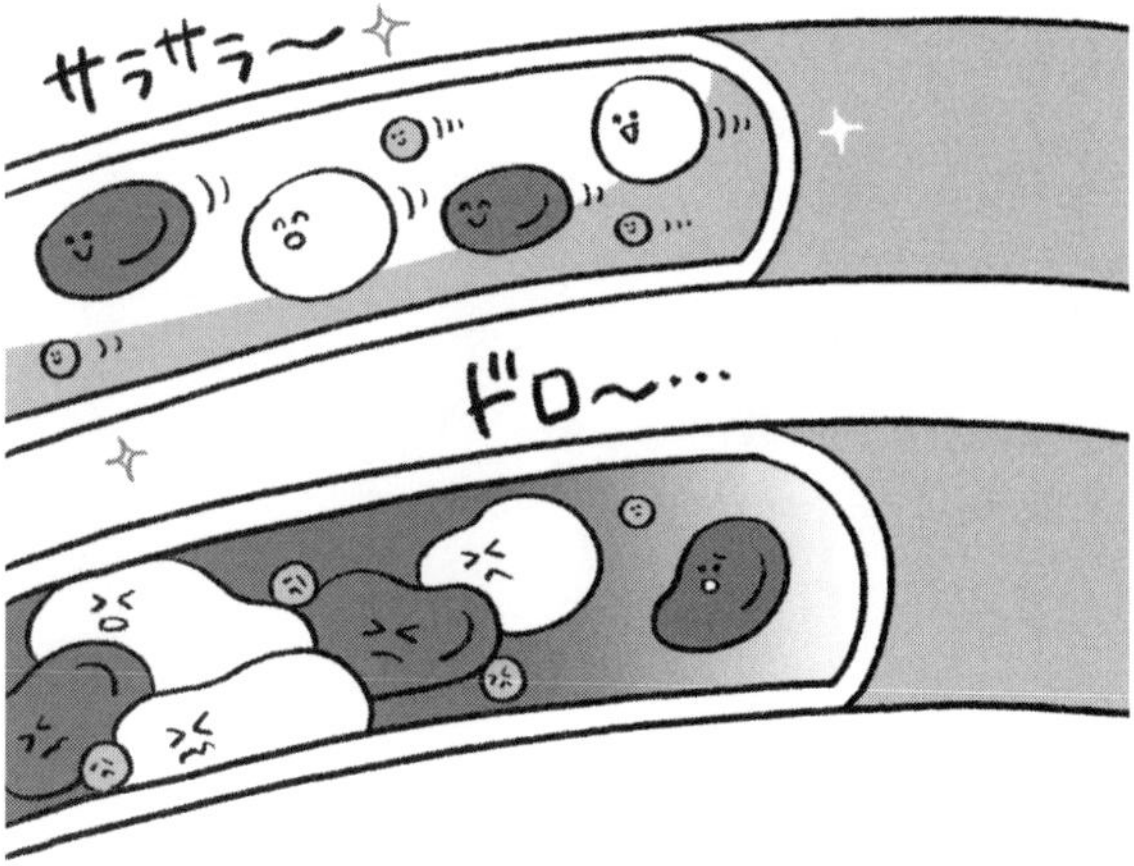

血液の中のあぶらや糖が増えすぎると、血液の成分がネバネバ、ベタベタになって互いにくっつき合って流れが悪くなります。すると、心臓はより強い力で血液を送り出さなくてはならないため、血圧が上がり、心臓にも負担がかかります。

す。すると、心臓が血液を送り出すときに生じる力（血圧）が少なくてすむため、**血圧も上がらなくなるのです。**

　また、悪玉（LDL）コレステロールが増えて血管の壁に塊を作るようになると、血管が狭くなるため、血液の流れが悪くなって血圧が上がります。

　そこで**悪魔のあぶらを落として善玉のHDLコレステロールを増やすと、悪さをするLDLコレステロールがHDLコレステロールによって回収されるため血圧は下がっていきます。**

「あぶら」を落とすスープは、**血液をサ**

ラサラにする最強食材も使っています。

それは、**玉ねぎ**です。

玉ねぎに含まれる「ケルセチン」は強い抗酸化力をもつ成分で、血管をしなやかにする働きをもつとともに、悪玉コレステロールが血管にたまるのを抑える効果も認められています。

ケルセチンの含有量は、**玉ねぎは野菜の中でもダントツ1位。玉ねぎを毎日食べる人は、実年齢より血管年齢が10歳以上若い**ことが確認されています。「あぶら」を落とすスープを毎日飲めば、血管が若返ることも期待できるということです。

さらに**玉ねぎには、血管内で血栓が作られるのを防ぐ「アリシン」という成分も豊富に含まれています。**細かく刻むほどたくさん発生する成分であるため、玉ねぎをすりおろして使う「あぶら」を落とすスープからはより多くのアリシンをとることができます。

りんご酢も血液をサラサラにする力をもつ食材です。

りんご酢に豊富に含まれるアミノ酸は、善玉コレステロールを増やし、悪玉コレステロールを減らします。また、りんご酢に多く含まれている**酢酸は、血管を拡張させて血流を改善する**効果があるといわれています。

善玉菌を増やして、腸内環境を整える

「腸活」という言葉は、一時期メディアをにぎわせていたので、ご存じの方も多いと思います。**腸内環境のバランスを整えると自律神経が整い、それが免疫力の向上、睡眠改善、老化予防、肥満予防につながる**と考えられています。

自律神経とは、呼吸や体温、血圧、消化、代謝など、私たちが生きるための大切な機能を、私たちの意思とは関係なくコントロールしてくれる神経です。

腸内には、善玉菌、悪玉菌、日和見菌という3つのグループが存在し、善玉菌2、悪玉菌1、日和見菌7が、理想のバランスとされています。しかし、偏った食生活や

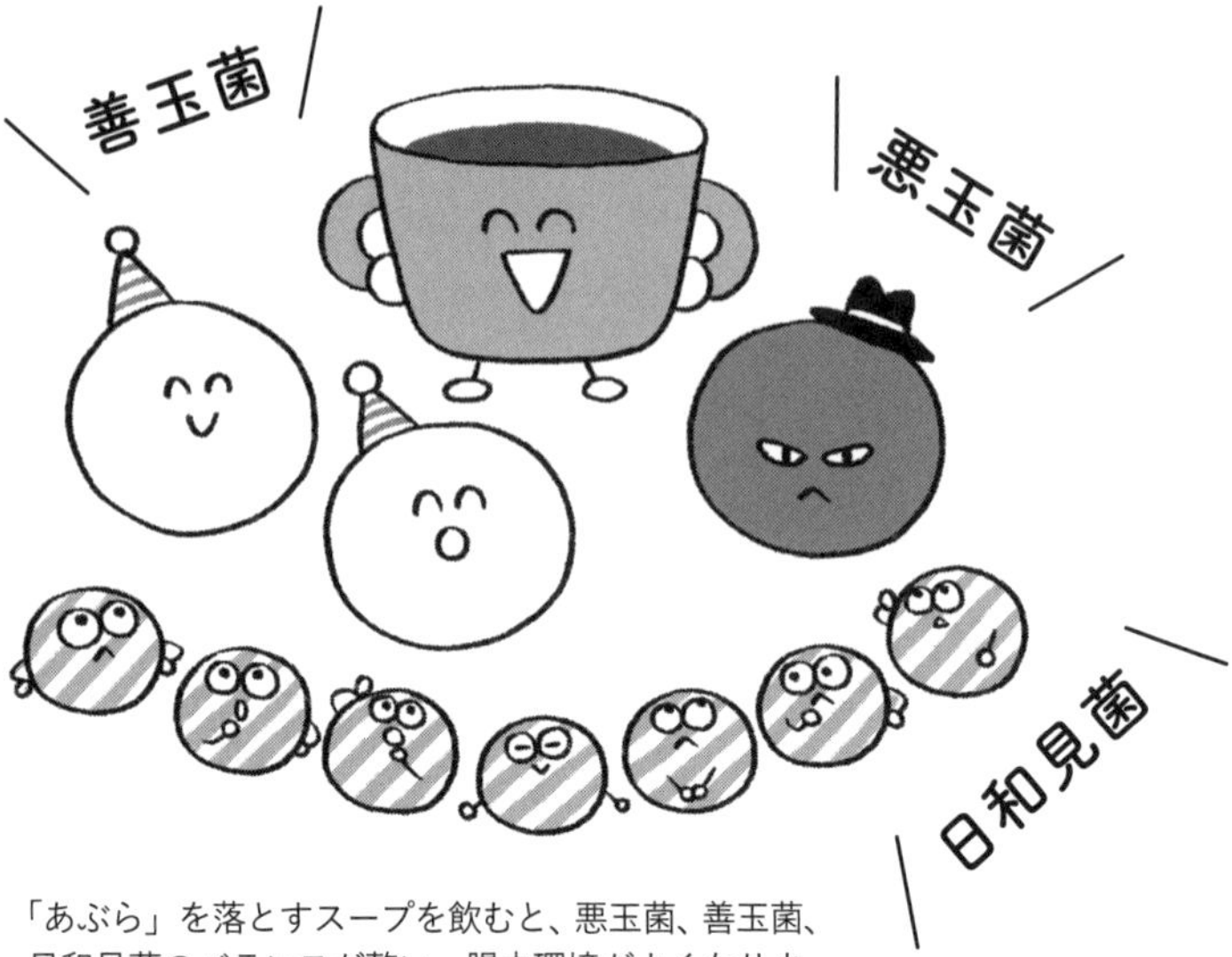

「あぶら」を落とすスープを飲むと、悪玉菌、善玉菌、日和見菌のバランスが整い、腸内環境がよくなります。毎日1杯で、便通異常の改善が期待できます。

ストレス、睡眠不足、加齢などによってバランスが崩れます。また、日和見菌は腸内環境が悪化すると悪玉菌に変化することがあります。

腸活とは、この崩れたバランスを、食事や生活習慣で元に戻すことです。

「あぶら」を落とすスープには、腸活効果も期待できます。

バランスを整えるには、善玉菌を増やし、悪玉菌の増加を抑えることです。

スープの材料であるエキストラバージンオリーブオイルや粉末緑茶などに含まれるポリフェノール、そして、りんご酢に含まれる酢酸には、善玉菌の増殖を助ける環境を作り、悪玉菌の増殖を抑える働きがあります。

また、玉ねぎに含まれる食物繊維とオリゴ糖は、善玉菌のエサになります。

悪魔のあぶらを落とすと、太りにくい、やせやすい体が作れる

悪魔のあぶらが落ちると、太りにくい体を手に入れることができます。

なぜなら、**食事でとったエネルギー源をどんどん使えるようになる**からです。

いわゆる、**「代謝がよくなる」**ということです。

代謝がよくなれば、**食事でとったエネルギー源が使えなくて余るということは少なくなります。**それにともない、中性脂肪も体にたまりにくくなります。

代謝がよくなるのは、内臓脂肪が減ると、インスリンの働きを悪くする悪玉のアディポサイトカインである遊離《ゆうり》脂肪酸《しぼうさん》の分泌が減り、インスリンの働きをよくする善玉

のアディポサイトカインである「アディポネクチン」の分泌が増えるからです。

アディポネクチンには、傷ついた血管を修復する働きもあります。

悪魔のあぶらを落とすことで代謝がよくなれば体重は自然に落ちやすくなります。本書でご紹介したモニターさんの中にも、運動量を増やしたわけでもなく、いつもと同じ量を食べていたのに体重が落ちたという方がいらっしゃいました。太っている人が運動することを嫌うのは、体が重くて動くのが面倒なことも理由のひとつ。体が軽くなれば、自然と体を動かしたくなるはずです。

お酒の前にスープを飲むと血糖値の上昇を抑えやすくなる

お酒を飲む前に、「あぶら」を落とすスープを飲むのもおすすめです。

空腹の状態でお酒を飲むと、アルコールが胃や腸で急速に吸収され、血液中のアルコール濃度が急上昇します。
お酒の前にスープを飲んでおくと、おなかの中でアルコールが薄まり、吸収もおだやかになって、悪酔いや二日酔いを防ぎやすくなります。

また、ビールや日本酒、ワイン、カクテル、甘い飲み物や果物の入ったサワーなどの糖質が入っているお酒を飲む場合は、**スープを先に飲んでおくことで血糖値の急激な上昇を抑えられやすくなるでしょう。**

さらに、「あぶら」を落とすスープには、アルコールの分解酵素の働きを助けるたんぱく質が含まれています。**お酒の前に飲んでおけば、肝臓の負担をやわらげることにもつながります。**

「あぶら」を落とすスープの効果は、悪魔のあぶらを落とすだけではありません。飲み続けると、体によいことがほかにもたくさんあるのです。

血流を改善すると冷えや肩こりがよくなる

みなさんは、冷えや肩こりの症状に悩まされていませんか？

冷えや肩こりの原因のひとつは、血液の流れが悪くなることです。

血液の流れが悪くなると体が冷える理由はいくつかあります。

ひとつは、体の中で作った熱を全身にうまく運べなくなるからです。とくに、ほとんどを毛細血管で占められている手足の指先などの末端部分は滞りやすく、冷えを感じることが多くなります。

もうひとつは、**酸素や栄養素は血液の流れにのって全身に運ばれるため、血液の流れが滞ると細胞が酸素や栄養不足となり、熱を作る力も弱くなってしまう**からです。

指先をカイロやストーブで温めると一時的に冷えを解消できますが、血流が悪いとすぐにまた冷たくなってしまいます。

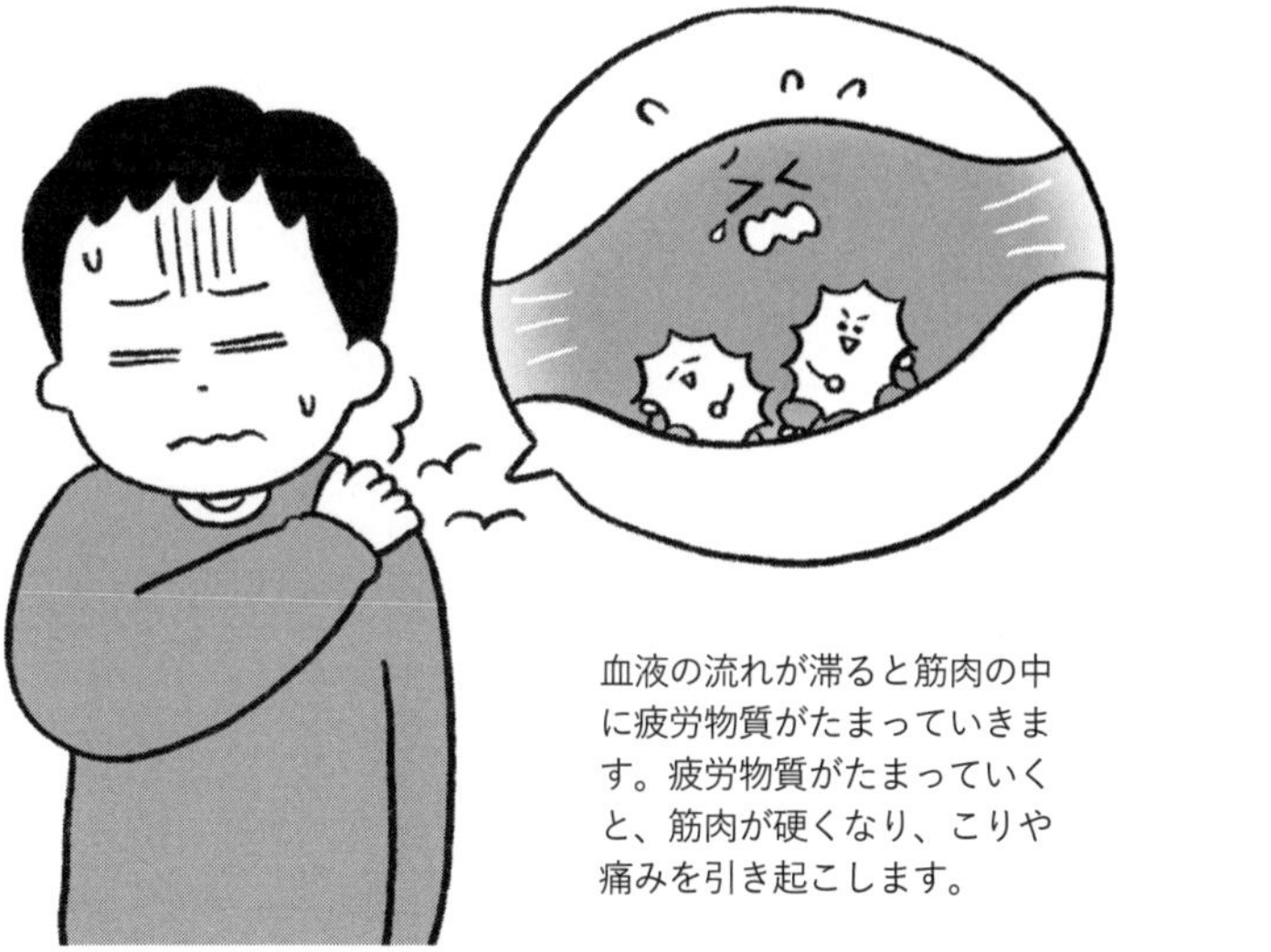

血液の流れが滞ると筋肉の中に疲労物質がたまっていきます。疲労物質がたまっていくと、筋肉が硬くなり、こりや痛みを引き起こします。

がんこな肩こりの原因も、血流が悪いからなのかもしれません。

肩がこるのは、肩甲骨周りの筋肉が硬くなり、その部分の血管が圧迫されて血液の流れが悪くなるからです。

そして血行不良が慢性化すると、肩周りの筋肉に必要な酸素や栄養素が届けられなくなるだけでなく、疲労物質がたまりやすくなります。その結果、**こりや痛みといった症状が表れる**のです。

長時間同じ姿勢をとっていると、誰でも筋肉が硬くなり、こりを感じます。

しかし、血流が悪くなっている人は、短時間でもこりを感じます。

肩こりは、マッサージしたりすると、筋肉がほぐれてラクになりますが、**血流が原因だと、またすぐにこりが再発します。**そして、**それを繰り返すことになる**のです。

冷えや肩こりに悩まされている人も、「あぶら」を落とすスープを毎日飲んでみてください。もしかすると、いつの間にか症状が消えるかもしれません。

「疲れやすい」「疲れがとれにくい」の悩みを解決

みなさんは、最近、疲れやすくなったと感じることはありませんか。

若い頃と同じことをしてもすぐに疲れる、なかなか疲れがとれないと感じることはありませんか。

「あぶら」を落とすスープを飲み続けると、疲れにくい体をとり戻すことにつながります。

体が疲れを感じる原因のひとつは、**筋肉や肝臓にたくわえられているグリコーゲンがなくなるから**です。グリコーゲンとは糖質から作られた物質で、体を動かすときに必要な量だけ分解されて、エネルギー源として使われます。

要するに、**疲れは分解されたグリコーゲンがうまく使われないことによるエネルギー不足が原因**ということです。

疲れから抜け出すには、エネルギーをできるだけ早く補給することですが、ここで働いてくれるのが、りんご酢に含まれている「クエン酸」という成分です。

クエン酸は体内でエネルギーを作り出すシステムに関わっているため、**クエン酸をとると、体内でグリコーゲンがうまく使われるようになります。**

体が疲れを感じるもうひとつの原因は、**グリコーゲンを分解するときに作られる乳酸**です。**乳酸がたまると筋肉の機能が低下し、疲れを感じる**ようになります。

ここでも、りんご酢です。

りんご酢に含まれる**酢酸は乳酸の分解を促して疲労感を軽減する**といわれています。

また、先ほどのクエン酸には乳酸の生成を抑える働きもあります。

さらに、**「あぶら」を落とすスープの材料である玉ねぎに豊富に含まれる硫化アリルには、ビタミンB_1のもつ疲労回復効果作用を助ける**働きがあります。

また、「あぶら」を落とすスープの血流改善効果で、体にたまった疲労物質の除去や栄養素の供給がスムーズになれば、より疲れにくい体になれます。

がん予防にもつながる

「あぶら」を落とすスープは、その名の通り、悪魔のあぶらを落とし、ためない体を作るスープですが、**飲み続けることで、それ以外にもさまざまな健康効果が期待できます。**

たとえば、「あぶら」を落とすスープは、**がんの予防にもつながります。**

日本人の死因の1位は、悪性新生物（腫瘍）。いわゆる、「がん」です。厚生労働省の2022年のデータによると、全死亡者に占める割合は24・6％になります。ちなみに、2位は心疾患で、14・8％です。

がんとは、**正常な細胞の遺伝子が傷ついて異常な細胞が生まれ、それが無秩序に増え続けていく病気**です。そして、**増えすぎると、体の中のさまざまな機能を阻害していく**ことになります。

遺伝子が傷つけられる要因のひとつが、酸化ストレスと考えられています。活性酸素の攻撃を受けることで、細胞ががん化するのです。この攻撃から守ってくれるのが、抗酸化物質です。しかも**抗酸化物質には、すでに傷ついている細胞を修復したり、がん細胞になる前に細胞が自ら死んでいくアポトーシスを促進**したり、がん細胞を排除してくれる**免疫細胞の力を高める**働きがあります。

こんな頼りになる抗酸化作用のある成分がたっぷり含まれているのが、「あぶら」を落とすスープです。

認知症の原因になる「脳のゴミ」をおそうじできる

「あぶら」を落とすスープには、認知症予防効果も期待できます。

日本の認知症患者の約7割は、アルツハイマー型認知症といわれます。まだ、謎の部分は多いのですが、**アルツハイマー型認知症の原因は、脳にたまるアミロイドβと、タウという2つのたんぱく質**が関与していることはほぼ間違いないようです。2つとも**「脳のゴミ」**といわれます。とくにアミロイドβは最大原因と考えられています。

このアミロイドβを処理してくれる成分として期待されているのが、**ポリフェノール**です。ポリフェノールには、**塊となっているアミロイドβをほぐし、排出しやすい状態にする効果がある**ことがわかってきたからです。

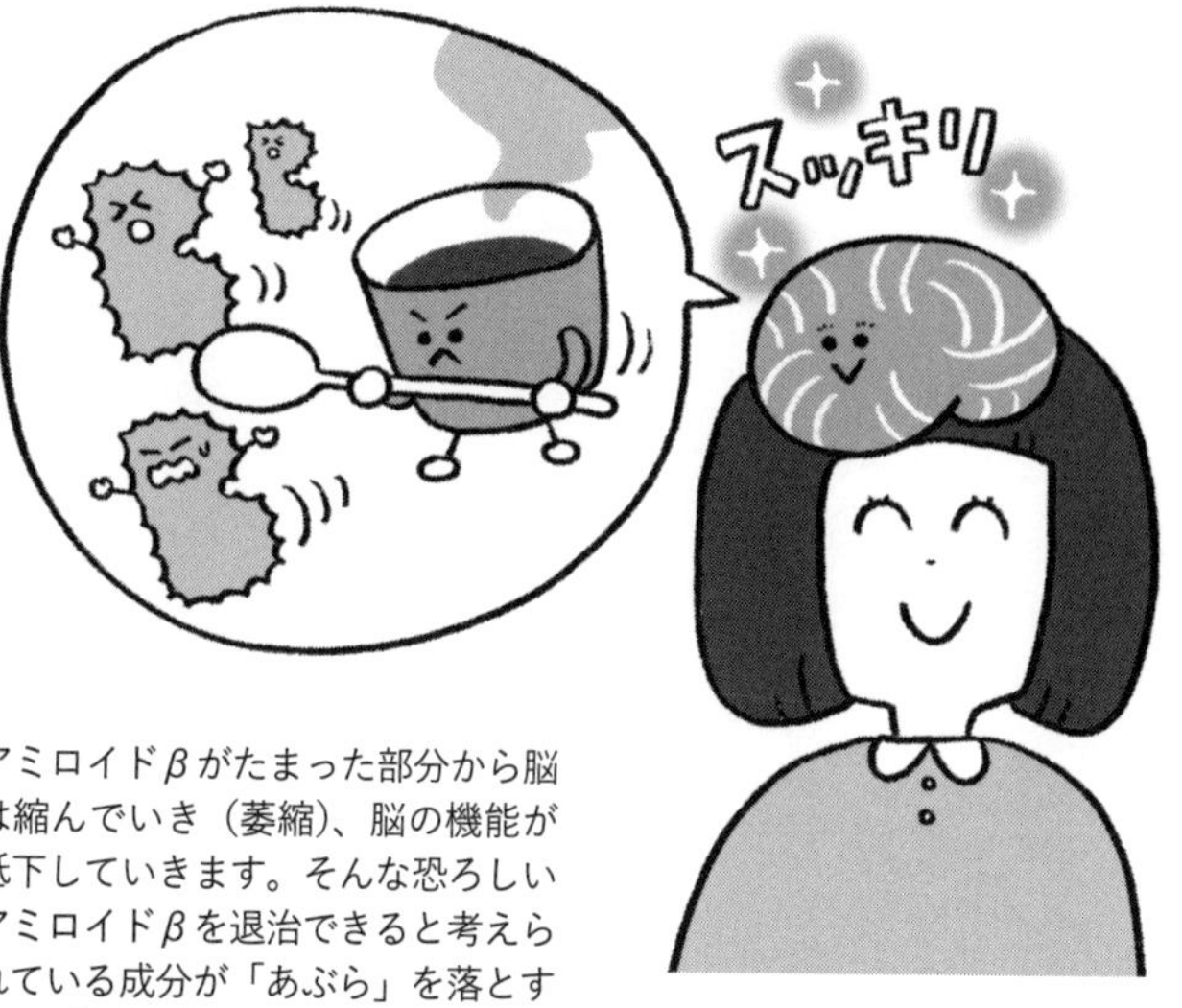

アミロイドβがたまった部分から脳は縮んでいき（萎縮）、脳の機能が低下していきます。そんな恐ろしいアミロイドβを退治できると考えられている成分が「あぶら」を落とすスープには含まれています。

緑茶に含まれるポリフェノールの一種であるカテキンの中のエピガロカテキンガレートという成分には認知機能を改善する効果があることが、動物実験で明らかになっています。

また、国立長寿医療研究センターの研究によると、**緑茶を1日2杯以上飲んでいる人は、ほとんど飲んでいない人と比べて認知機能が下がりにくい**という報告もあります。

オリーブオイルに含まれるオレオカンタールというポリフェノールには、アミロイドβが集まったところにできる脳のシミとも呼ばれる「老人斑」を減らす効果があるといわれます。

かつお粉に含まれるオメガ3脂肪酸のDHAにも期待がもてそうです。まだはっきりとしたことはわかっていませんが、国立長寿医療研究センターの研究によると、**血液中のDHA濃度が高い人は、低い人と比べて認知機能が低下しにくい**という結果になったといいます。

同じくかつお粉に含まれる、オメガ3脂肪酸であるEPAというあぶらにも、高齢者の脳の健康維持を助ける可能性があることが示唆されています。

「あぶら」を落とすスープには、じつは、認知症を予防する成分もたっぷり含まれているのです。

第7章

脱・3日坊主！健康になるための"心"の整え方

3日坊主は直せます！
ゴッチ先生が挫折することなく
スープを飲み続け、
健康を維持するための心の整え方を
解説します。

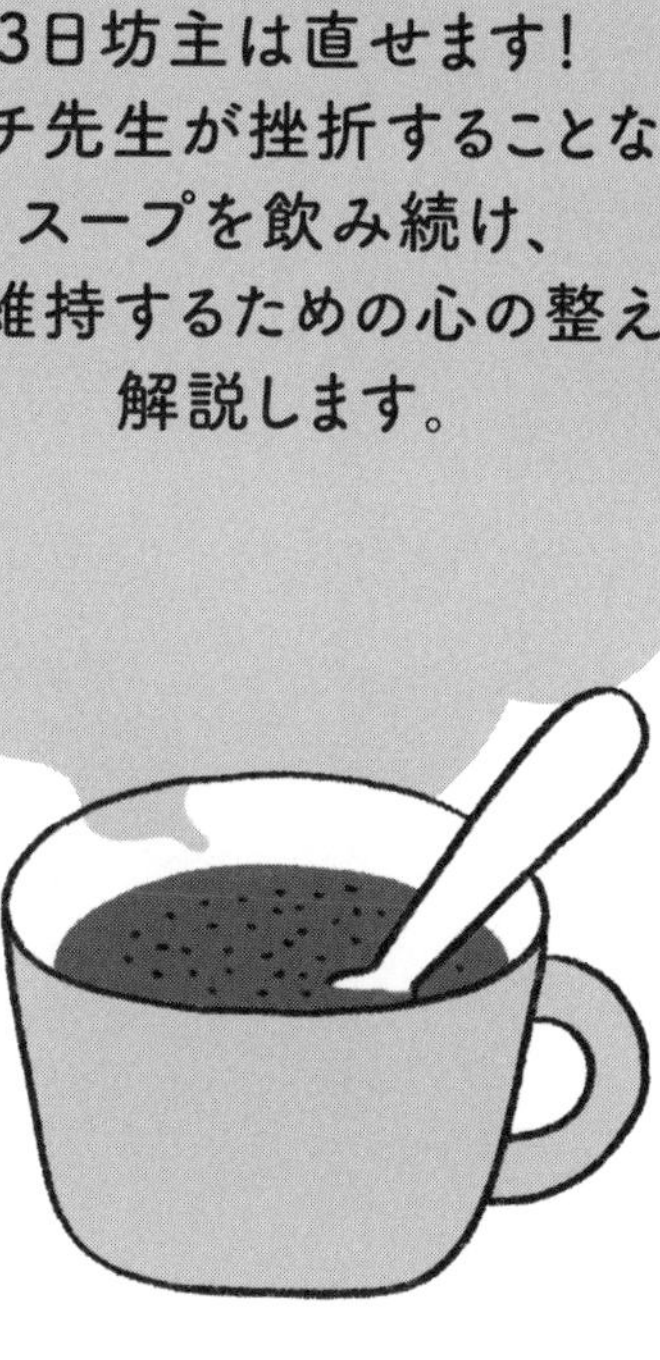

「こうしなきゃ」と「どうせ」が、「不健康メンタル」を生み出す

読んでいただいた方の中には、「よしやるぞ！」と気合いを入れられている方もいらっしゃるでしょう。

でも、**ちょっと待ってください！**

予言しますが、**その気合いは長続きせず、おそらくいつの間にかスープを飲まなくなってしまった……という方が続出します。**

「おいおいおい、超簡単なスープだから続けられるって触れ込みだったじゃないか！」

そう思われる方もいらっしゃるかと思います。

でも、続かないだろうと予言するには理由があります。

それは、**健康になるためのメンタルのもち方（心がまえ）である「健康メンタル」が育ちきっていないからです。**

むしろ、「またうまくいかなかった……」という「不

健康メンタル」さえ生み出しかねないのです。

でも大丈夫です。

「健康メンタル」さえ手に入れれば、「あぶら」を落とすスープ習慣が続くどころか、ほかのやりたいことにも好影響を与えていきます。

ここからは、「不健康メンタル」を脱し、「健康メンタル」を育てるためのコツをお伝えしていきます。

まず、とにかく大切なことをお伝えします。それは、新しく何かをはじめるとき、**「まあ、いいか！」を合言葉にしてみてください。**

がんばり屋さんにはよくあるのですが、気合いを入れすぎて「絶対毎日『あぶら』を落とすスープを続けるぞ！」と強く思ってしまいがちです。さらに、**「あれもこれも」と、食生活を極端に正そうとしがち**でもあります。

しかし、次第に**「こうしなきゃ」という思いが重くのしかかる**ようになってきます。

お酒もたばこも、絶対にダメといわれると飲みたくなるし、吸いたくなりますよね。そして、**決めごとを守れなかった罪悪感で「どうせ」という気持ちが生まれます。**その結果、禁酒や禁煙をあきらめる。これを繰り返してしまうのです。

「絶対こうしなきゃ」という思いは、あなた自身の首を絞めていきます。

「たまにはいいか」と、羽目を外すことがあってもいいと思います。むしろ、そのほうが健全とさえ思います。

私が患者さんに常々話しているのは、**「食事はトータルで考えましょう」**ということです。中には「あぶら」を落とすスープを1日飲み忘れただけで、落ちこんでしまう方もいらっしゃると思いますが、**1日や、数日単位で考えてしまうから、落ち込んだり、しんどくなってしまう**のです。

「1日くらい飲み忘れたところで大丈夫。また明日からがんばればいい」くらいの気持ちをもってはじめてみてください。

焦って、すぐに結果を求めようとするのも、「不健康メンタル」のもとです。

早く結果を求めようとすると、逆に結果が出ない

そもそも、みなさんの体にたまっている悪魔のあぶらは、1日、2日でたまったものではありません。あなた自身が長い年月をかけて少しずつ、少しずつためてきたものです。そのあぶらが、**1回、2回スープを飲んだからといって劇的に落ちることはありません。**

悪魔のあぶらが落ちていくのは、少しずつ、少しずつです。

健康的なダイエットの目標設定は、3カ月～6カ月で3％減といわれています。80kgの人なら2・4kg、60kgの人なら1・8kg。痩せたいと考えている人には、もの足りない数字かもしれません。見た目もそれほど変わらないでしょう。

でも、朗報があります。健康に関しては長期的にみると、**ゆっくりやろうとしたほうが、急いで結果を求めた人よりも結果が出る**という研究もあるのです。

200人を対象に体重の15％を「12週間（3カ月）で急激に減量するグループ」と「36週間（9カ月）で緩やかに減量するグループ」を比較する実験が行われました。

実験直後の結果としては、急激に減量したグループのほうがダイエットの成功率は高かったですが、**問題はその3年後です。緩やかな減量のグループは急激な減量を行ったグループよりも脂肪量がより多く減少していた**のです。さらに、急激な減量をした被検者の骨密度は緩やかに減量した被検者の約2倍も減少していました。

また、国内で行われた調査によると、特定健診でメタボリックシンドロームと診断された約3400人のうち6カ月間で体重を3〜5％落とした人たちは、血圧も血糖値も、そして悪玉（LDL）コレステロールも改善したという報告があります。

ここまでのたとえはダイエットに関してですが、**「あぶら」を落とすスープも同じです。**すぐに結果が出なくても決して焦らないでください。**飲み続けていれば徐々に効果が表れてきます。**さらにその**効果が持続するのも「あぶら」を落とすスープの特長**です。

また、「不摂生はしていないつもりなのに、一向に健康診断の数値がよくならない」と相談される患者さんもいます。そのような患者さんたちに話しているのは、**血圧や血糖値には年内変動がある**ということです。

一概にはいえませんが、**夏は自然に運動量が増えたり、気温も高くなるため、血圧も血糖値も数値がよくなる方が多い**です。逆に、**運動量が減り、気温も低下する冬は、悪くなる方が多い**です。血圧や血糖値ほどではないですが、コレステロールや中性脂肪にも変動があります。

目の前の数値に一喜一憂しなくても、体にいい食生活を続けていると、体は確実に変わってきていることを信じてみてください。

「こうしたい」「できそう！」と具体的にイメージを思い描くことで、人生は変えられる

今回のスープのモニターでもご協力いただいた山田さんが健康に気をつけるようになったきっかけは、**娘さんの存在**が大きかったそうです。

山田さんは現在59歳ですが、娘さんは小学生。**娘のためにも、できるだけ長生きしたいし、成人式などの晴れ姿を見たい。**そう思って、健康的な生活を送ることを心がけるようになったといいます。

この本を手にとっていただいたということは、あなたにも「こうしたい」という気持ちが少しでもあったからではないでしょうか。

たとえば、「中性脂肪や悪玉コレステロールの値を下げられたらうれしい」「もう少し体脂肪率を落としたい」といったように。その想いは、非常に素晴らしいですし大

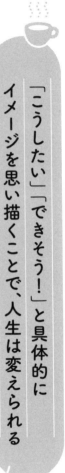

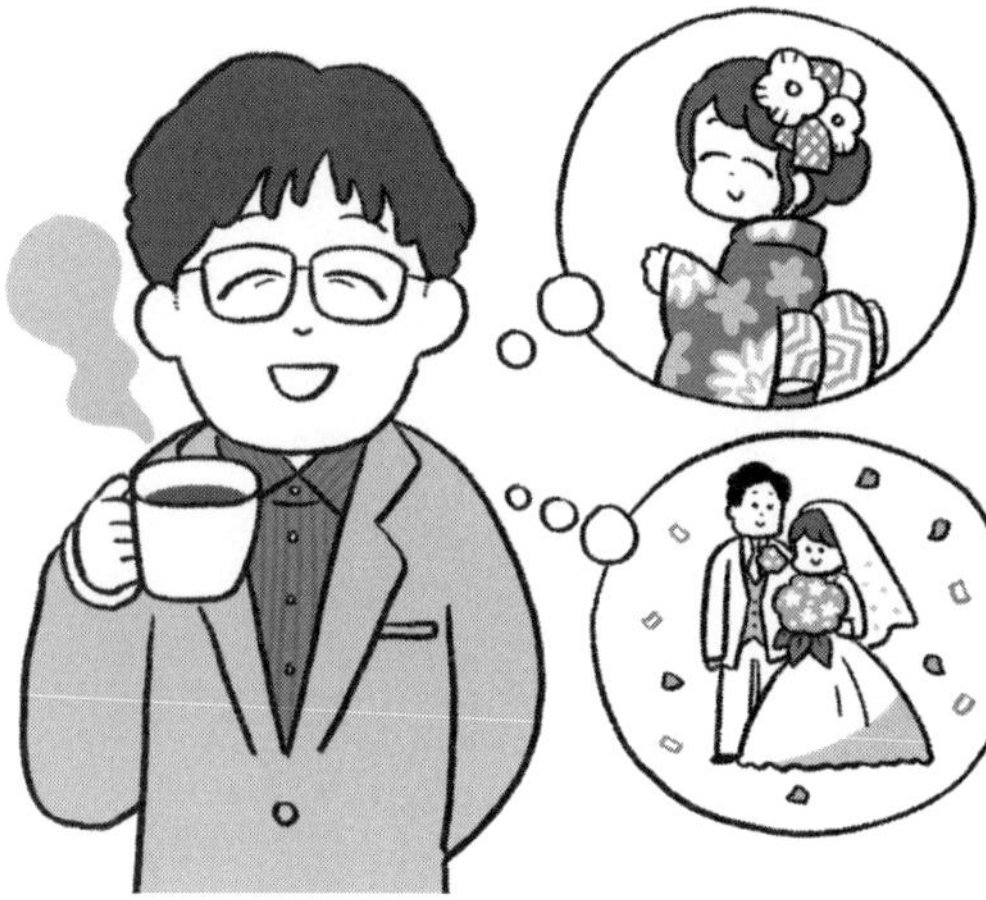

山田さんは私のYuoTubeにも出演していただいている方で、私のクリニックで定期的に検査を受けて健康状態をチェックされています。娘さんの成長を1日でも長く見守りたいと、健康管理に努めています。

切にしてあげてください。

何事もそうですが、「何かこうしたい」と思うことは物事を続ける強いモチベーションとなります。

ひとつ、**こういった目標を叶えるコツがあります。**ぜひ、手帳や日記……いえ、1枚の紙、なんならチラシの裏でもいいです、**目標を書き出してみてください。**

ドミニカン大学の心理学教授ゲイル・マシュー博士の研究によると、自分の目標を書き出せば、それを達成する確率が42％も上昇するというのです。

紙に書き出すなら、1分もかからないでしょう。それだけで達成できる確率がグンと上がるなら、やってみてもいいかも？　と思いませんか。

そして、もうひとつ。**「こうしたい」と「これならできそう！」を掛け合わせると、最強の「健康メンタル」が生まれてきます。**

最後に少しだけ、私の医師になるまでの試行錯誤の日々をお話しさせてください。

私自身も「こうしたい」と「これならできそう」を見つけ、人生が変わりました。

私が医師になりたい、と思いはじめたきっかけは、小学1年生のときでした。よくある話で、右手の小指を骨折してしまって手術を受けたときに「ケガや病気を治してくれるお医者さんってすごいなぁ」と思うようになったのです。ただ当時は、**漠然と「すごいなぁ」と憧れの気持ちを抱いていただけで、自分が医師になれるとは思っていませんでした。**

そして、医師を志そうと心に決めたのは高校3年生の頃です。友人たちとバスケで遊んでいたときに再び同じ箇所を骨折し、手術をすることになったのです。

その術中に、ベテランの医師が研修医に指導する声が聞こえてきたのです（手術は局所麻酔で行われたので、意識がはっきりしていました）。

そのとき、**「医師もはじめから何でもできるんじゃない。ひとつずつ、経験を積み重ねて一人前になっていくんだな」**と、医師という遠い存在がとても身近に感じられたのです。**「少しずつ一人前になっていけるのなら、自分にもなれるかも」**。そう思って、医学部を目指すことを決意しました。

しかし、もうひとつ壁がありました。高額な学費と家族の反対です。高額な学費を出せるほどの家庭状況ではなかったのです。結局、家庭の事情も鑑み、理工学部を受験。しかし、自分の中で目指すものが見出せず、やる気も出ずに2浪。

2浪目の年に塾でたまたま防衛医科大学のチラシを見つけたのが転機になりました。防衛医科大は、大学卒業後、自衛隊で勤務9年間働けば学費が免除されるのです。

「これなら、家族に負担もかけずに、医師への道に進める！」

一念発起し、防衛医科大学に合格。規律が厳しく**心が折れそうになることもありま**

したが、その後もコツコツと勉強を続けて、こうやって目の前に病気やケガで苦しんでいる患者さんを治すという仕事に就くことができたのです。

自分の経験を振り返ったとき、**医師になりたいという非常に明確な目標があったからこそ、「できそう」「がんばろう」と思えた**のだと思います（もちろん、実際にはいろいろ大変なことはありましたが）。

医師というと、とんでもなく賢い人しかなれない……と思われるかもしれませんが、そうではありません。目標を決めて、目標を叶えるために「これならできそう」ということを決めて、コツコツと小さなことを積み重ねていける人。医師は、そんな人がなれるのです。もちろん、どんな職業だって同じです。

あなたの健康や、その先にある目標も同じです。

たとえば、運動をしようと思ってジムに毎日通うことはできないけど、**1回だけでも運動ができればその日はOK！**　これなら1年後でも、できそうですか？

食事も、もしよければ、この本を参考に、あなたなりの「これならできそう」というものを見つけてみてください。

こんなことというと出版社の方には怒られるかもしれませんが（笑）、あなたが健康になれるのであれば、「あぶら」を落とすスープでなくてもいいんです。

もちろん、あなたにとっての「これならできそう」が「あぶら」を落とすスープであれば、これほどうれしいことはありません。


小さなことをゆっくり、一つずつひとつずつ積み重ねることで、いつの間にか理想のあなたになっていくのです。

おわりに

毎日のちょっとした積み重ねが、未来のあなたを守ってくれる

やりたいことをやりたい。だけど、やれない。

これほどつらいことはありません。私は昔、生死の境をさまようような、大きな病気を患ったことがあります。そのせいで、医師として働きたいのに働けなかった、悔しい時期がありました。思うように体が動かせない。やりたいことができない。自分が思い描いていた人生の目の前に、大きな大きな壁が立ちふさがったような感覚に陥りました。

周りの助けもあり、なんとか回復し、少年時代から憧れていた医師として働くことができています。でも、目の前にいる患者さんには、私と同じような思いはしてほしくない。このような想いから、ひとりでも多くの方を診察するため日夜を問わず奔走

する日々を送っています。今回、「本を書こう」となったのも、この想いが根底にあります。

「悪魔のあぶら」は、あなたの楽しいであろう明日を奪うかもしれません。サイレントキラーとも呼ばれるように、足音もなくあなたの後ろに近づき、ある日突然、襲いかかってきます。

毎日のちょっとした積み重ねが、未来のあなたを守ってくれます。その一助となれるように、美味しく飲めるスープを作りました。毎日の「あぶら」を落とすスープ習慣で、健康を保ち、楽しい日々を送っていただけたのなら、これほど嬉しいことはありません。

医療法人社団五良会理事長
竹内内科小児科医院院長
五藤良将

参考文献

『医者が考案した「長生きみそ汁」』　小林弘幸著　アスコム刊
『中性脂肪減×高血圧改善×動脈硬化予防 1日1杯血液のおそうじスープ』
栗原毅著　アスコム刊
『運動しなくても血糖値がみるみる下がる食べ方大全』　山田悟著　文響社刊
『無理をしなくても内臓脂肪がみるみる落ちる食べ方大全』　坂根直樹著　文響社刊
『さび取りごはん』　新生暁子監修　セブン&アイ出版刊
『女子栄養大学栄養クリニックのさば水煮缶健康レシピ』
女子栄養大学栄養クリニック著　アスコム刊
『80歳からでも間に合う認知症がみるみる遠ざかる食べ方大全』　古和久朋著　文響社刊
全国健康保険協会(https://www.kyoukaikenpo.or.jp)
習慣化に関する実験
(How are habits formed: Modelling habit formation in the real world – Lally – 2010 – European Journal of Social Psychology – Wiley Online Library)
『「理想的なBMIは22」は本当?　死亡率と微妙なズレ　データで見る栄養学(4)』
(NIKKEI STYLEアーカイブ)
(https://www.nikkei.com/nstyle-article/DGXMZO22943310R31C17A0000000/)
厚生労働省『e-ヘルスネット』(https://www.e-healthnet.mhlw.go.jp/)
国立研究開発法人医薬基盤・健康・栄養研究所「コレステロールについて」
(https://www. nibiohn.go.jp)
How an apple a day could keep the cardiologist away - by lowering 'bad' cholesterol
(https://www.dailymail.co.uk/health/article-2212116/)
「オメガ 3 系多価不飽和脂肪酸による 心血管イベント予防とその作用機構」
(J. Lipid Nutr. Vol.28, No.1 2019)
「日本人の食事摂取基準(2020年版)」(厚生労働省)
「令和元年国民健康・栄養調査報告」(厚生労働省)
「健康づくりのための身体活動・運動ガイド2023」(厚生労働省)
新潟県三条市「食育メール」(平成27年2月19日号)
「知っておきたい循環器病あれこれ」(公益財団法人循環器病研究振興財団)
『脳が老けない人の習慣』　角谷建耀知著　アスコム刊
『絶対忘れない勉強法』　堀田秀吾著　アスコム刊
「令和3年(2021)人口動態統計月報年計(概数)の概況」(厚生労働省)
「令和4年(2022)人口動態統計月報年計(概数)の概況」(厚生労働省)
一般社団法人日本動脈硬化学会HP「動脈硬化性疾患発症予測ツール(一般向け)」
(https://www.j-athero.org/jp/general/ge_tool/)
摂取栄養素と高血糖 4.食後血糖と栄養素摂取の順番 矢部大介ら〔糖尿病 59(1):30～32,2016〕
Hata J, et al.：Ten year recurrence after first ever stroke in a Japanese community: the Hisayama study. Journal of Neurology,
Neurosurgery and Psychiatry. 2005; 76(3): 368-72.
国立研究開発法人 国立循環器病センターHP
James E Gangwisch et al. ：Inadequate sleep as a risk factor for obesity.
Analysis of the NHANES I.SLEEP 2005 Oct;28(10):1289-96.
K. Purcell, P. Sumithran, et al. ：The effect of rate of weight loss
on long-term weight management: a randomised controlled trial.
Lancet Diabetes Endocrinol. VOLUME 2, ISSUE 12, P954-962, DECEMBER 2014.

内臓脂肪 中性脂肪 コレステロールがみるみる落ちる
血液と体の「あぶら」を落とすスープ

発行日　2024年 6 月10日　第 1 刷
発行日　2024年11月21日　第12刷

著者　五藤良将

本書プロジェクトチーム
編集統括　柿内尚文
編集担当　中山景、入江翔子
編集協力　楠田圭子、洗川俊一、田代貴久（キャスティングドクター）
料理制作　田村つぼみ
写真　三村健二
イラスト　松本麻希
カバーデザイン　小口翔平＋嵩あかり（tobufune）
本文デザイン　大村裕文（ROOST Inc.）
DTP　角田篤則（ROOST Inc.）
校正　脇坂やよい

営業統括　丸山敏生
営業推進　増尾友裕、綱脇愛、桐山敦子、相澤いづみ、寺内未来子
販売促進　池田孝一郎、石井耕平、熊切絵理、菊山清佳、山口瑞穂、吉村寿美子、矢橋寛子、遠藤真知子、森田真紀、氏家和佳子
プロモーション　山田美恵

編集　小林英史、栗田亘、村上芳子、大住兼正、菊地貴広、山田吉之、大西志帆、福田麻衣、小澤由利子
メディア開発　池田剛、中村悟志、長野太介、志摩晃司
管理部　早坂裕子、生越こずえ、本間美咲
発行人　坂下毅

発行所　株式会社アスコム

〒105-0003
東京都港区西新橋 2-23-1　3 東洋海事ビル
TEL：03-5425-6625

印刷・製本　日経印刷株式会社

Printed in Japan ISBN 978-4-7762-1348-2